치매예방에 좋은 효도선물 시리즈4

두뇌 트레이닝을 위한 **어르신들의**

틀린 그림찾기

페이지별 틀린 곳은 6군데

우리의 24절기

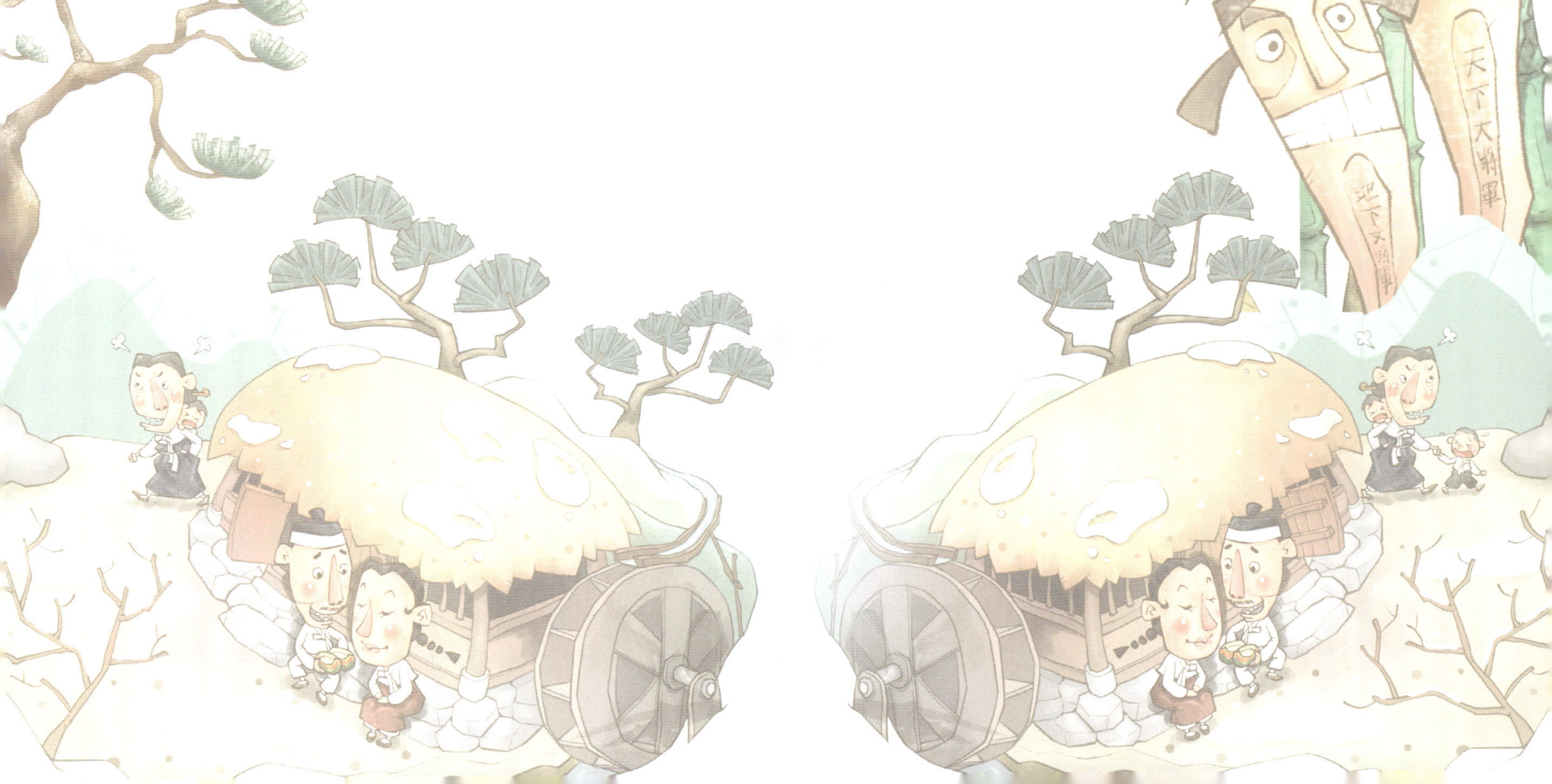

입춘 [立春]

24절기 중 첫째 절기로 대한(大寒)과 우수(雨水) 사이에 있는 절기. 보통 양력 2월 4일경에 해당한다. 태양의 황경(黃經)이 315도일 때로 이날부터 봄이 시작된다.

立春

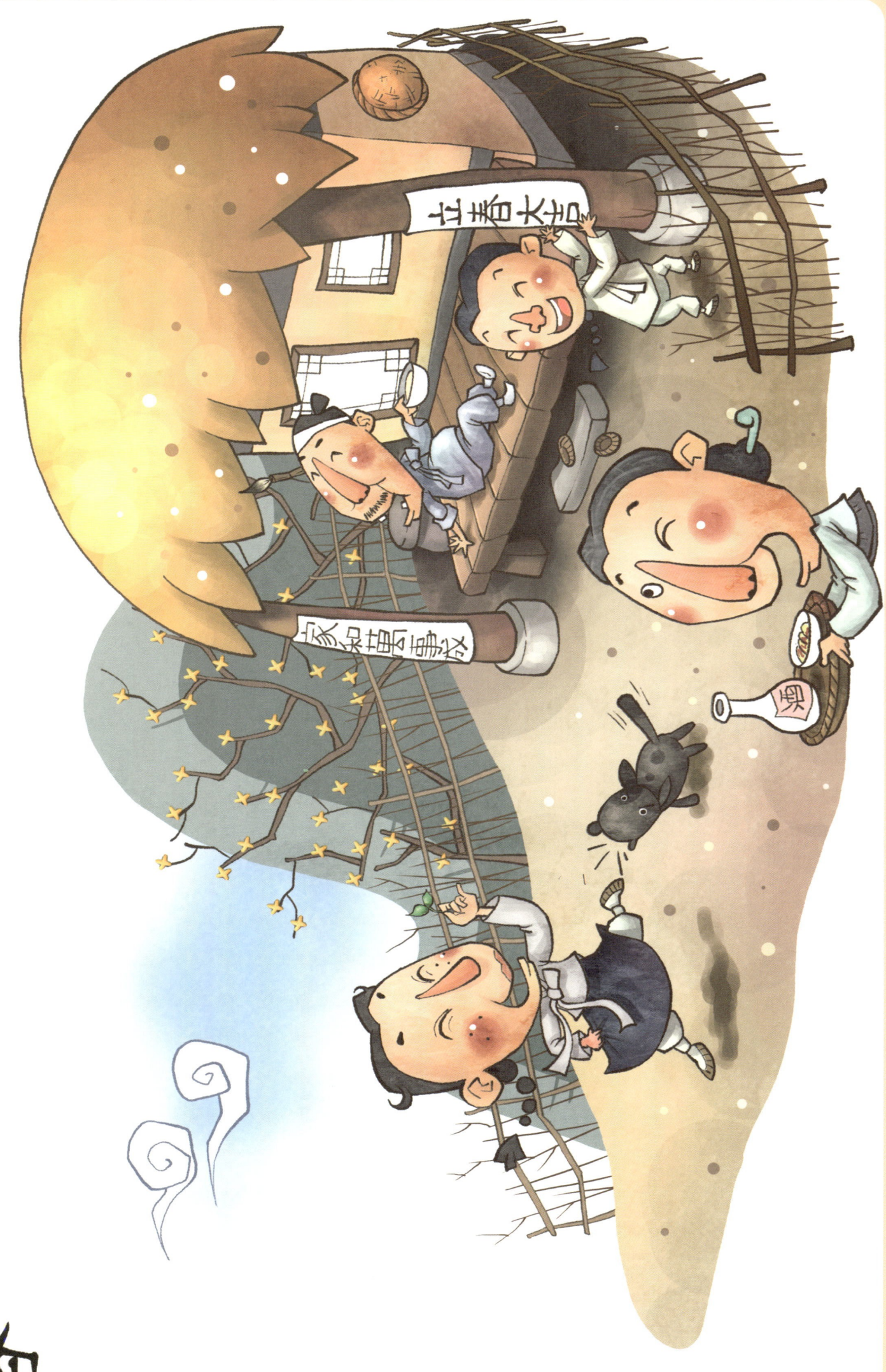

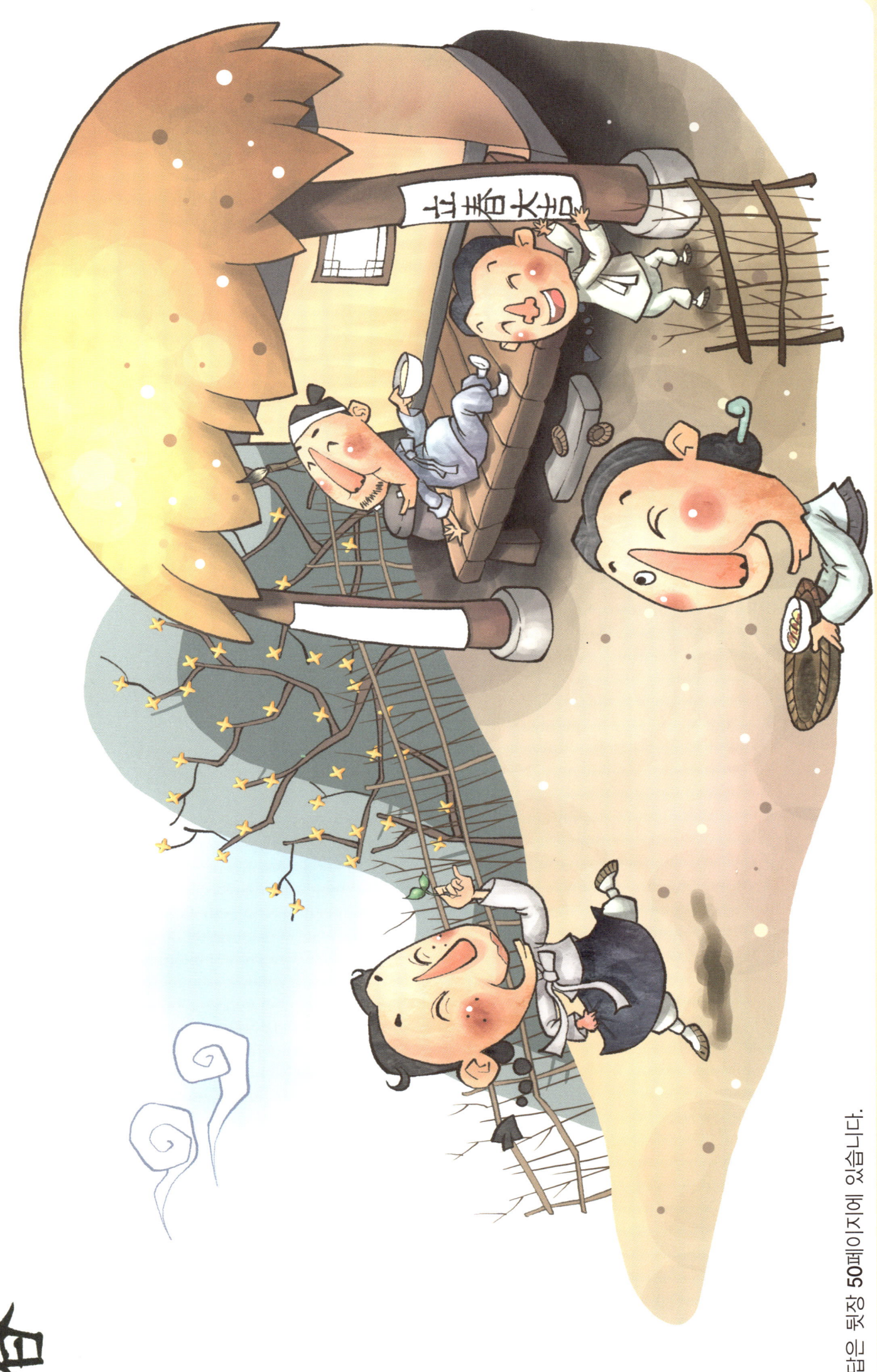

우수 [雨水]

봄에 들어섰다는 입춘과 동면하던 개구리가 놀라서 깬다는 경칩 사이에 있는 24절기의 하나.
입춘 입기일(入氣日) 15일 후인 음력 2월, 양력 2월 19일 또는 20일이 되며 태양의 황경이 330도의 위치에 올 때이다.

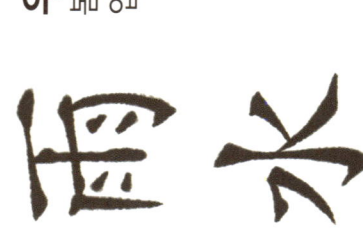

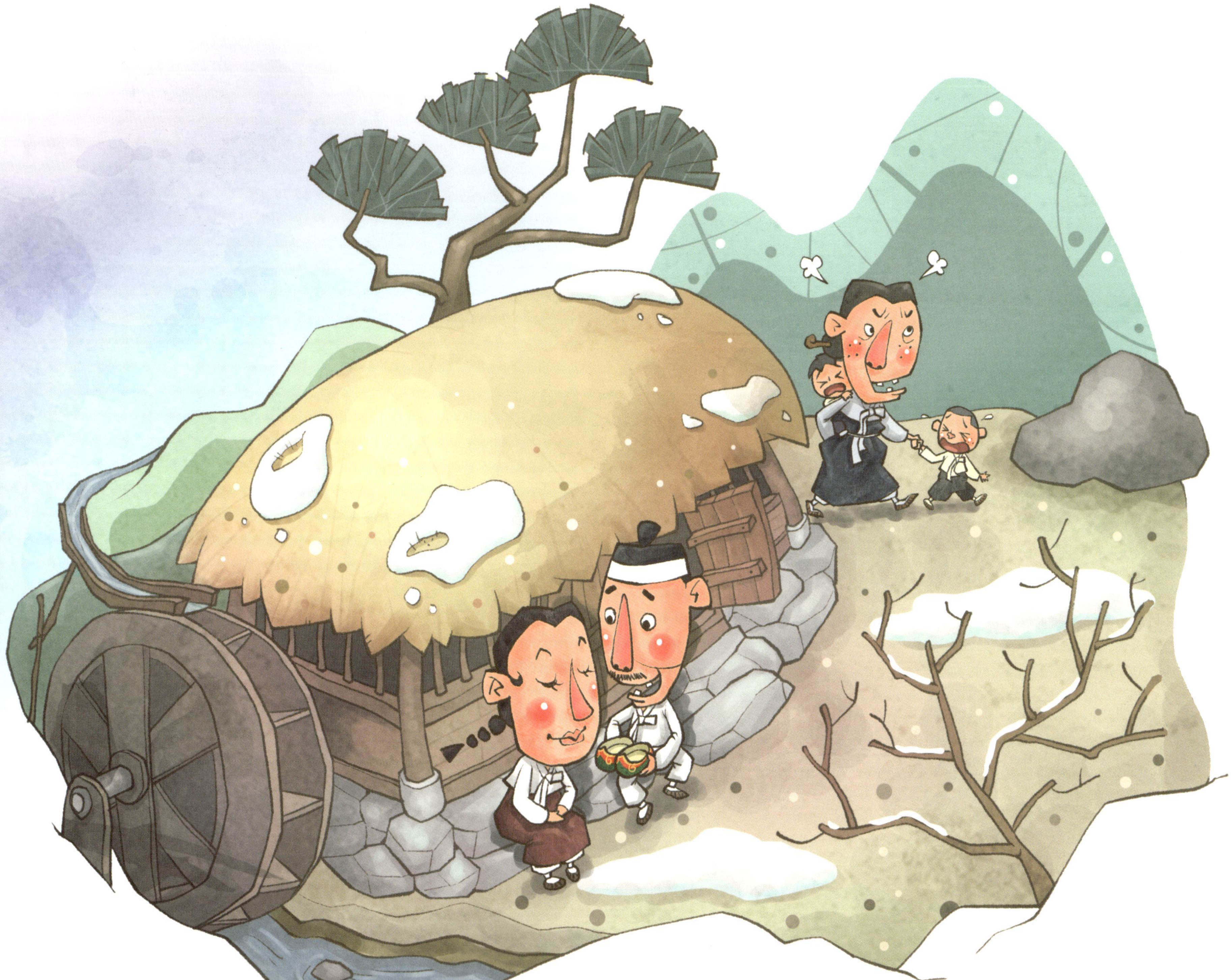

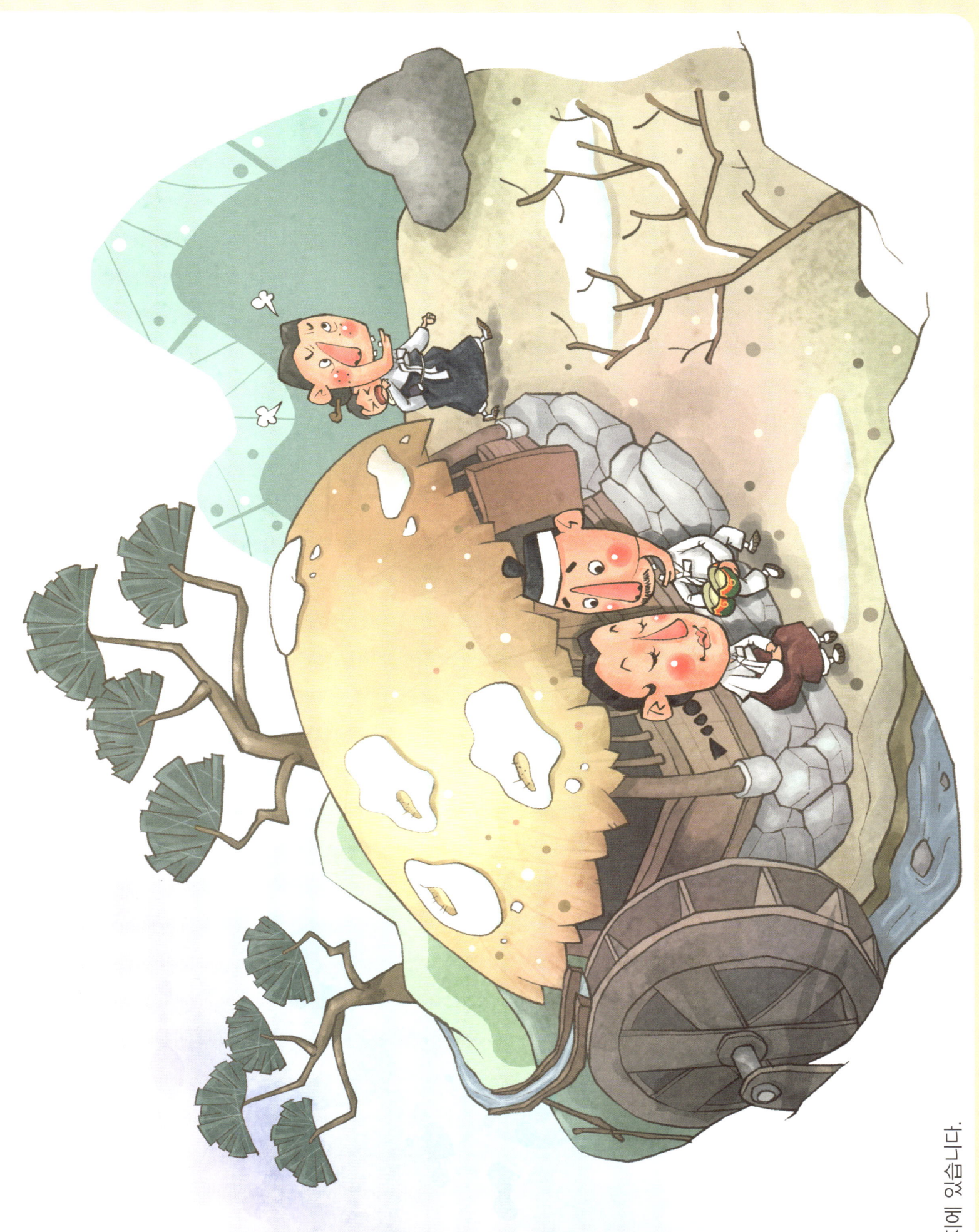

風水

정답은 뒷장 50페이지에 있습니다.

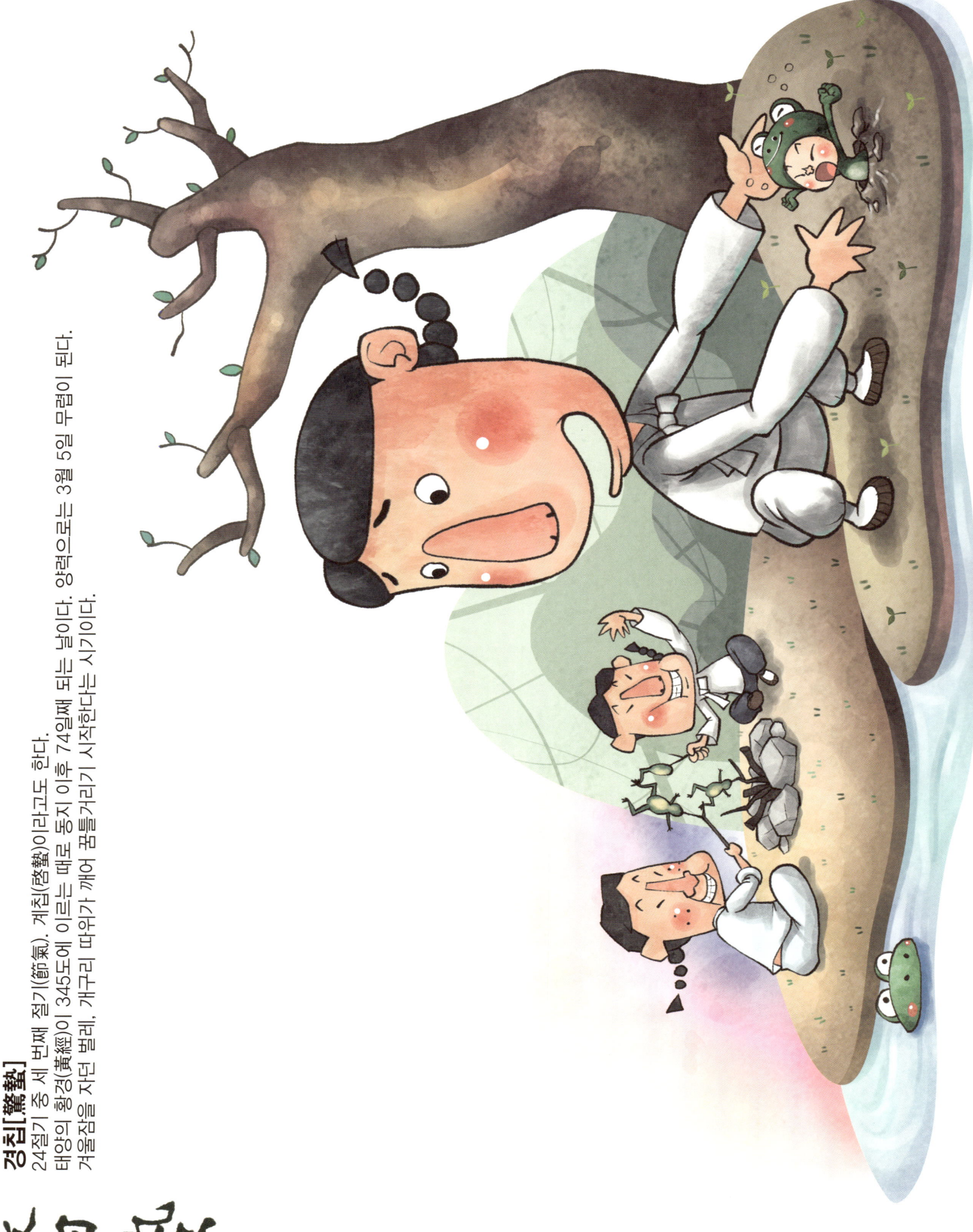

경칩 [驚蟄]

24절기 중 세 번째 절기. 계칩(啓蟄)이라고도 한다.

태양의 황경(黃經)이 345도에 이르는 때로 동지 이후 74일째 되는 날이다. 양력으로는 3월 5일 무렵이 된다. 겨울잠을 자던 벌레, 개구리 따위가 깨어 꿈틀거리기 시작한다는 시기이다.

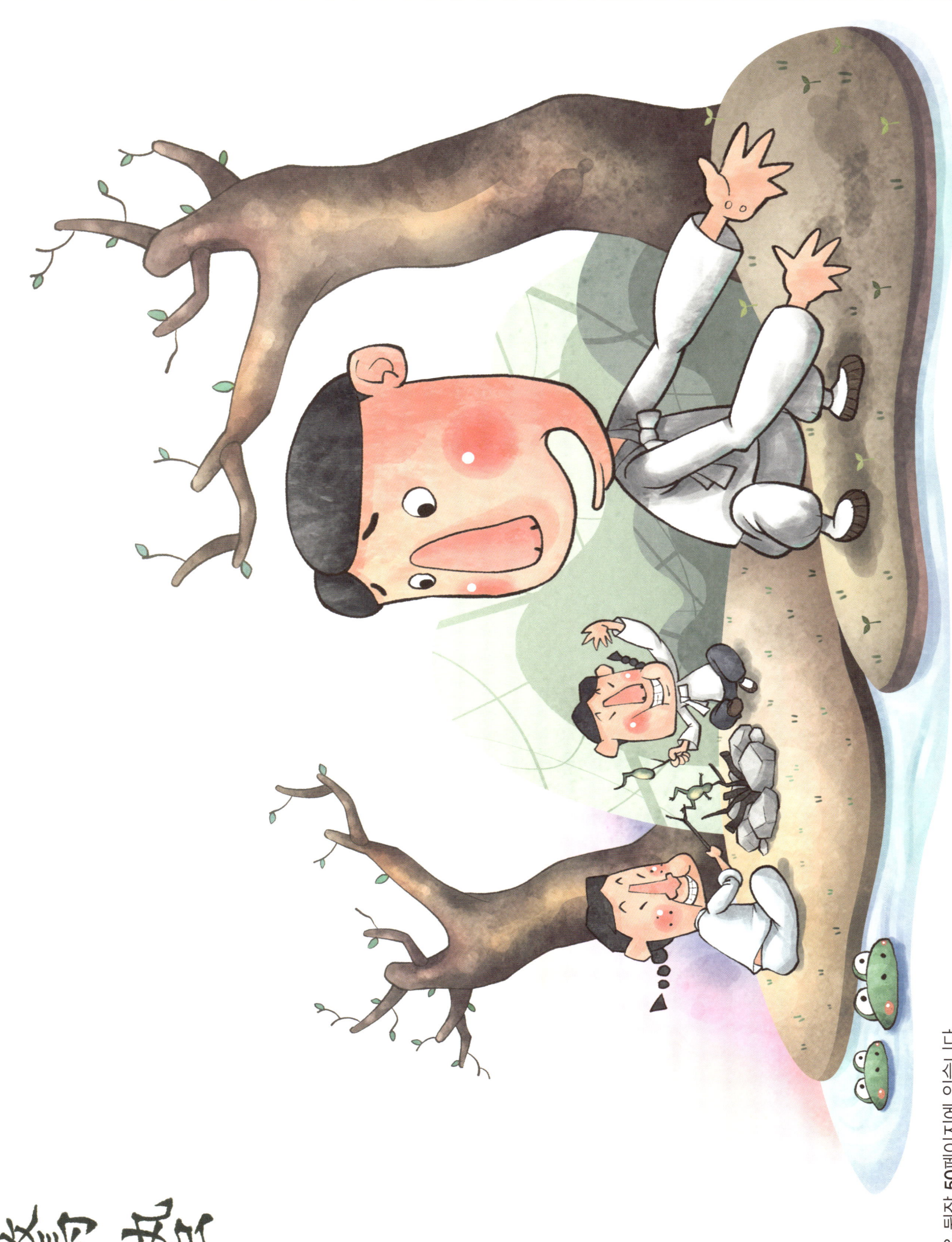

춘분 [春分]

24절기의 네 번째 절기. 경칩(驚蟄)과 청명(淸明)의 중간에 드는 절기로 양력 3월 21일 전후, 음력 2월 무렵에 든다. 이날 태양이 남쪽에서 북쪽으로 향하여 적도를 통과하는 점, 곧 황도(黃道)와 적도(赤道)가 교차하는 점인 춘분점(春分點)에 이르렀을 때, 태양의 중심이 적도(赤道) 위를 똑바로 비추어, 양(陽)이 정동(正東)에 음(陰)이 정서(正西)에 있으므로 춘분이라 한다. 이날은 음양이 서로 반인만큼 낮과 밤의 길이가 같고 추위와 더위가 같다.

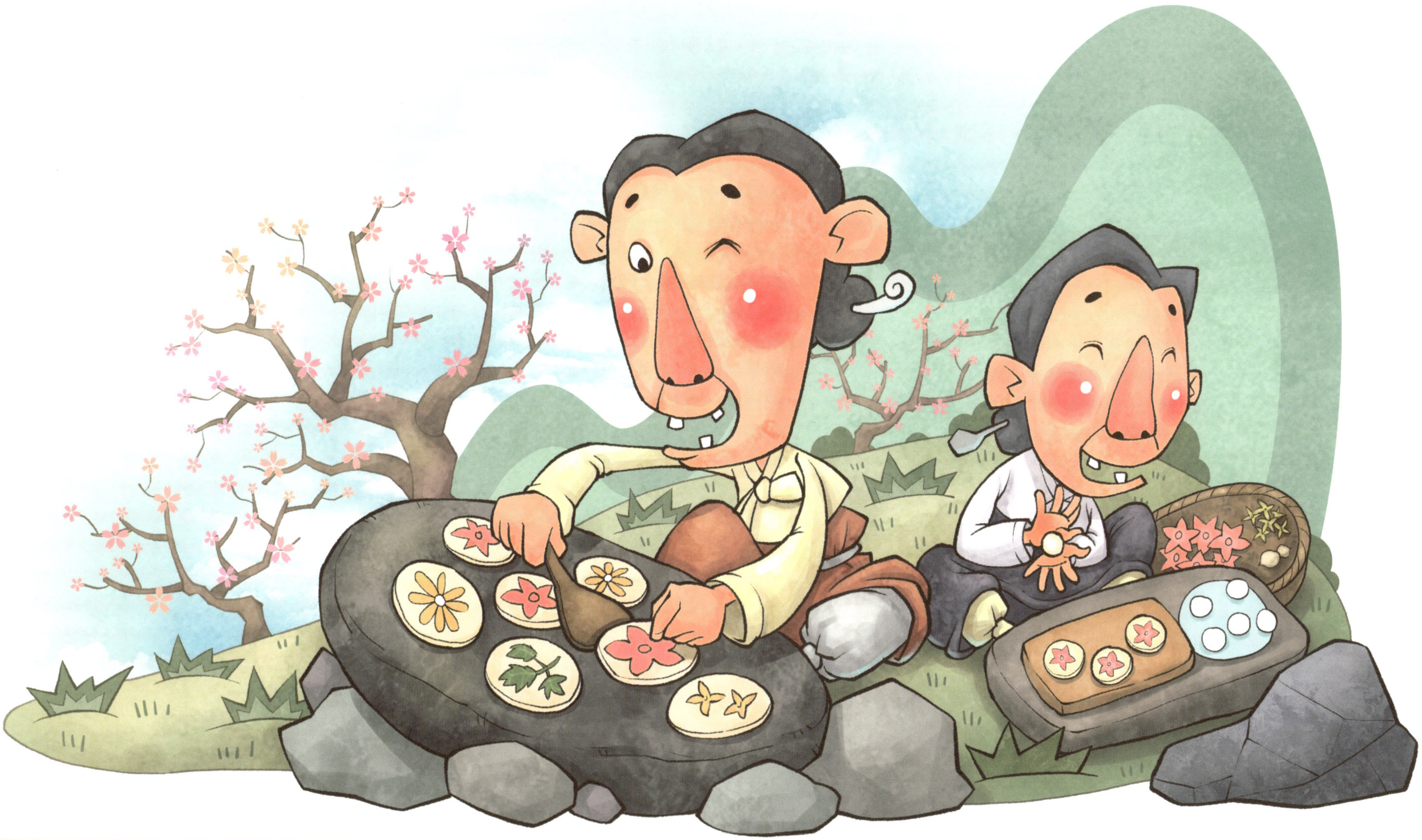

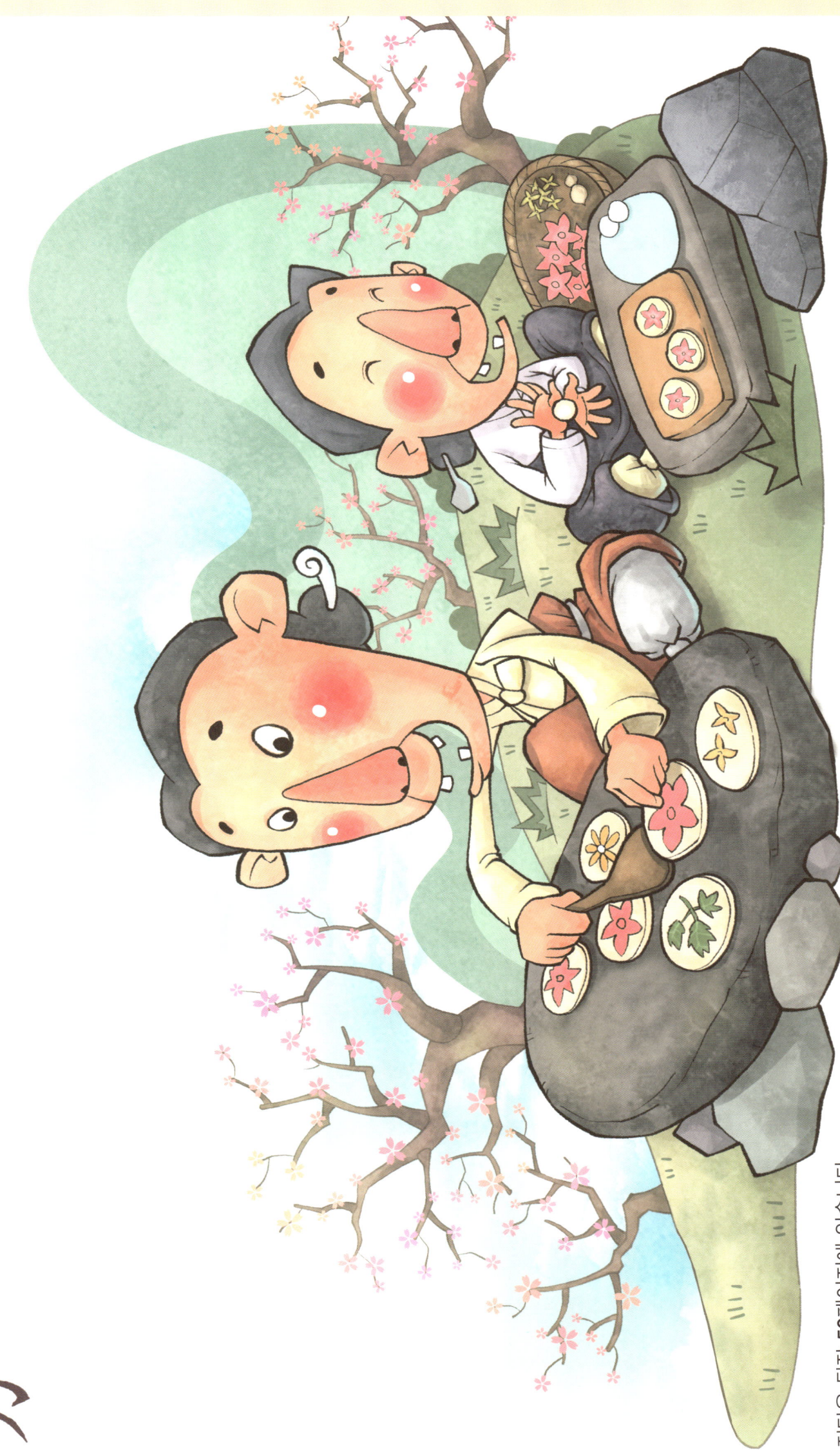

청명[淸明]

24절기의 다섯 번째 절기. 음력으로는 3월이지만, 양력으로는 4월 5·6일 무렵이므로 태양의 황경(黃經)이 15°에 있을 때이다.
보통 한식(寒食)의 하루 전날이거나 한식과 같은 날이 많고, 오늘날의 식목일(植木日)과도 겹치는 경우가 흔하다.
청명일(淸明日)의 준말로, 이때부터 날이 풀리기 시작해 화창해지기 때문에 청명이라고 한다.

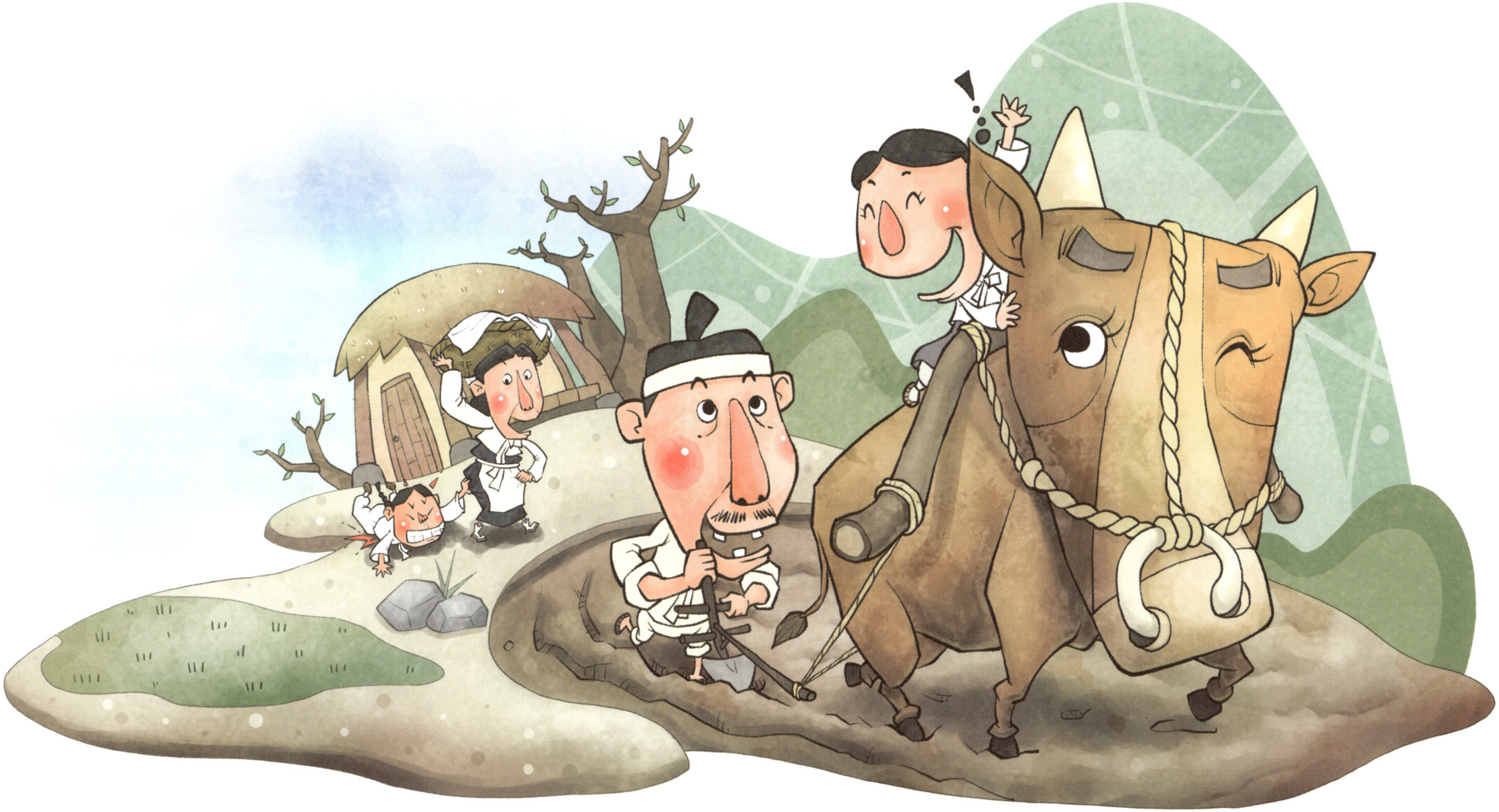

淸明

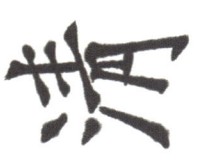

清明

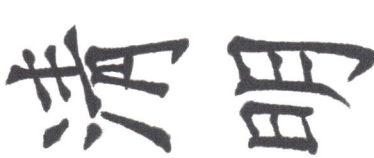

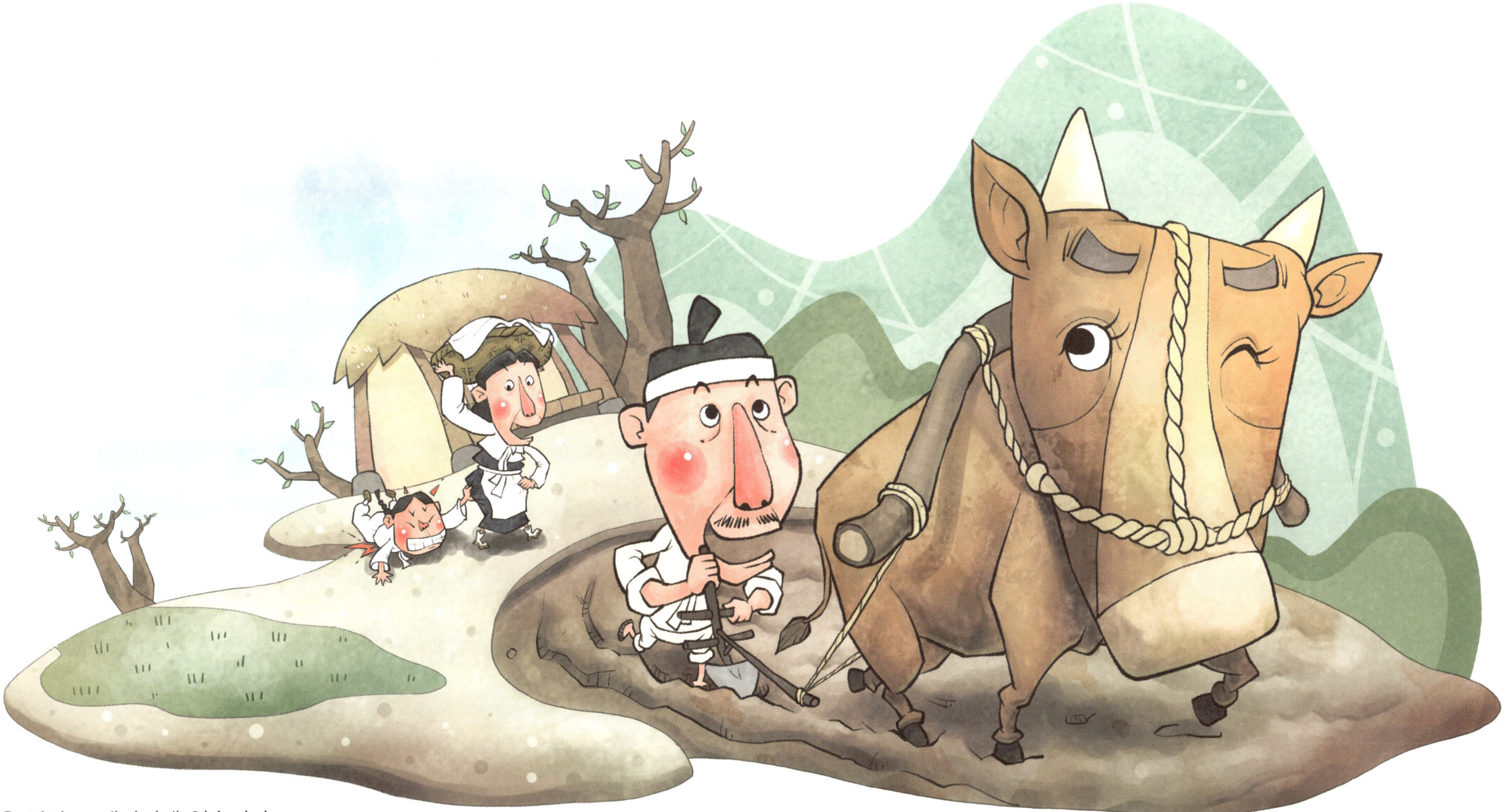

곡우 [穀雨]

24절기 중 6번째. 봄의 마지막 절기로, 음력으로는 3월중(三月中)이며, 태양의 황경(黃經)이 30°에 있을 때이다.
봄비가 내려 백곡(百穀)이 윤택해진다는 뜻이며, 조기잡이가 성하고 나무에 물이 오르는 시기로, 한 해 풍년을 기원했다고 한다.

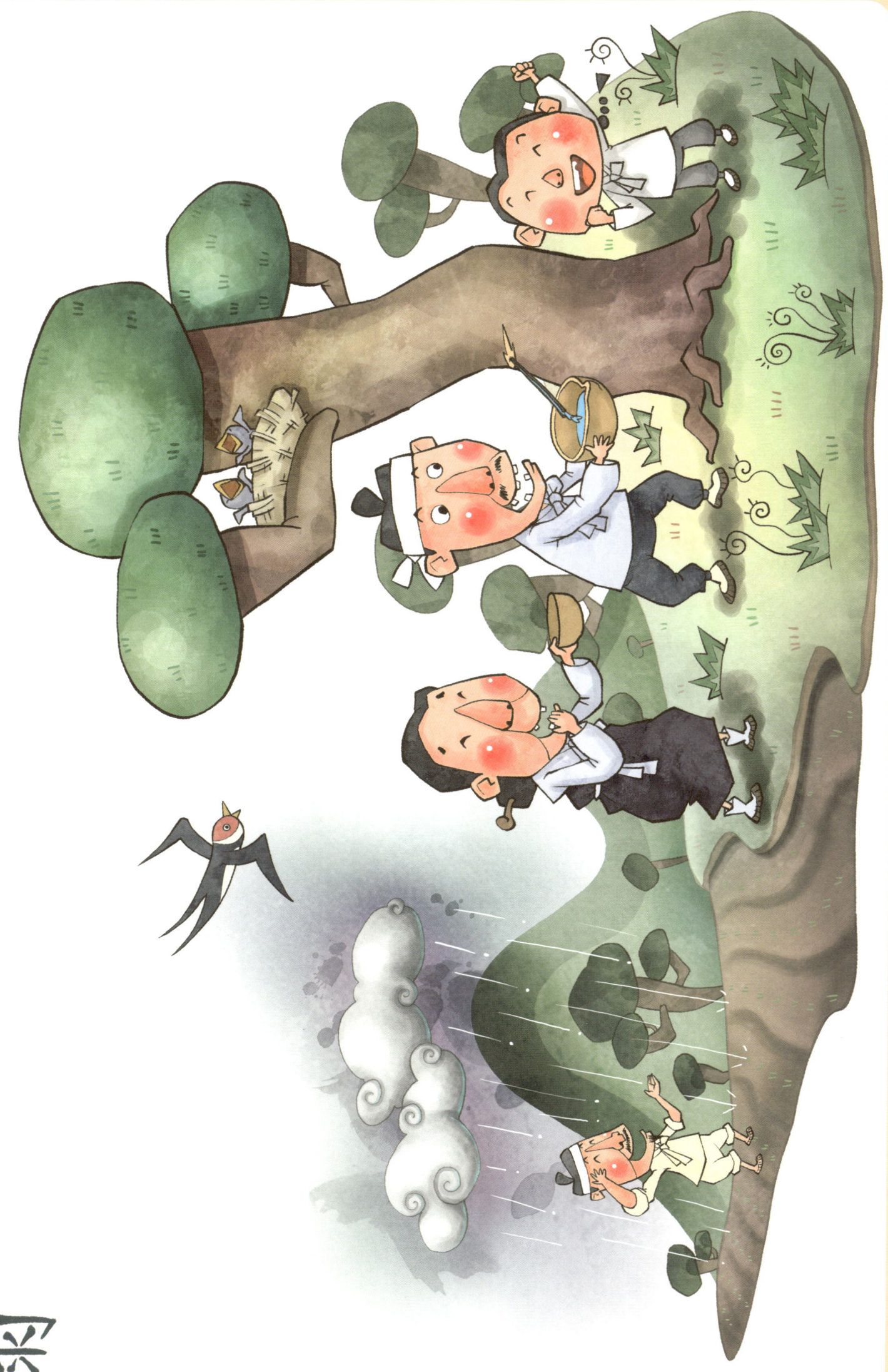

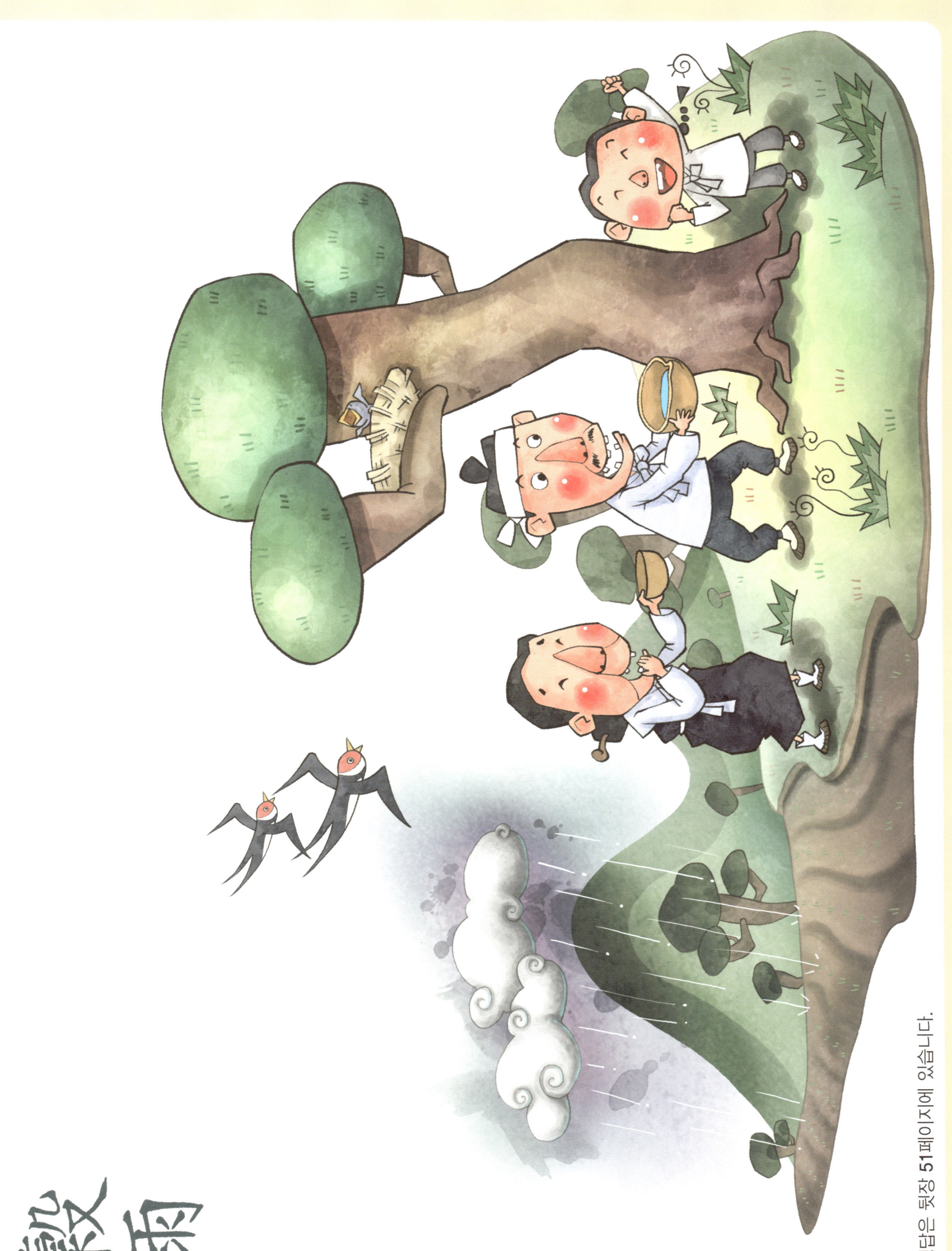

입하[立夏]

24절기 중, 7번째 절기이다.
양력 5월 5·6일경으로, 태양의 황경(黃經)이 45°에 있을 때이다. 음력으로는 4월에 해당하며, 곡우(穀雨)와 소만(小滿) 사이에 든다. 여름에 들어섰다고 하여 입하라 한다.
농작물이 자라기 시작하여 몹시 바빠지는 때이다.

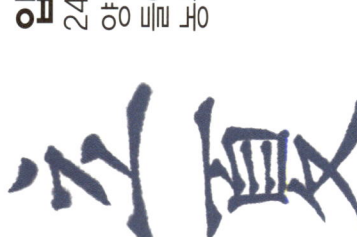

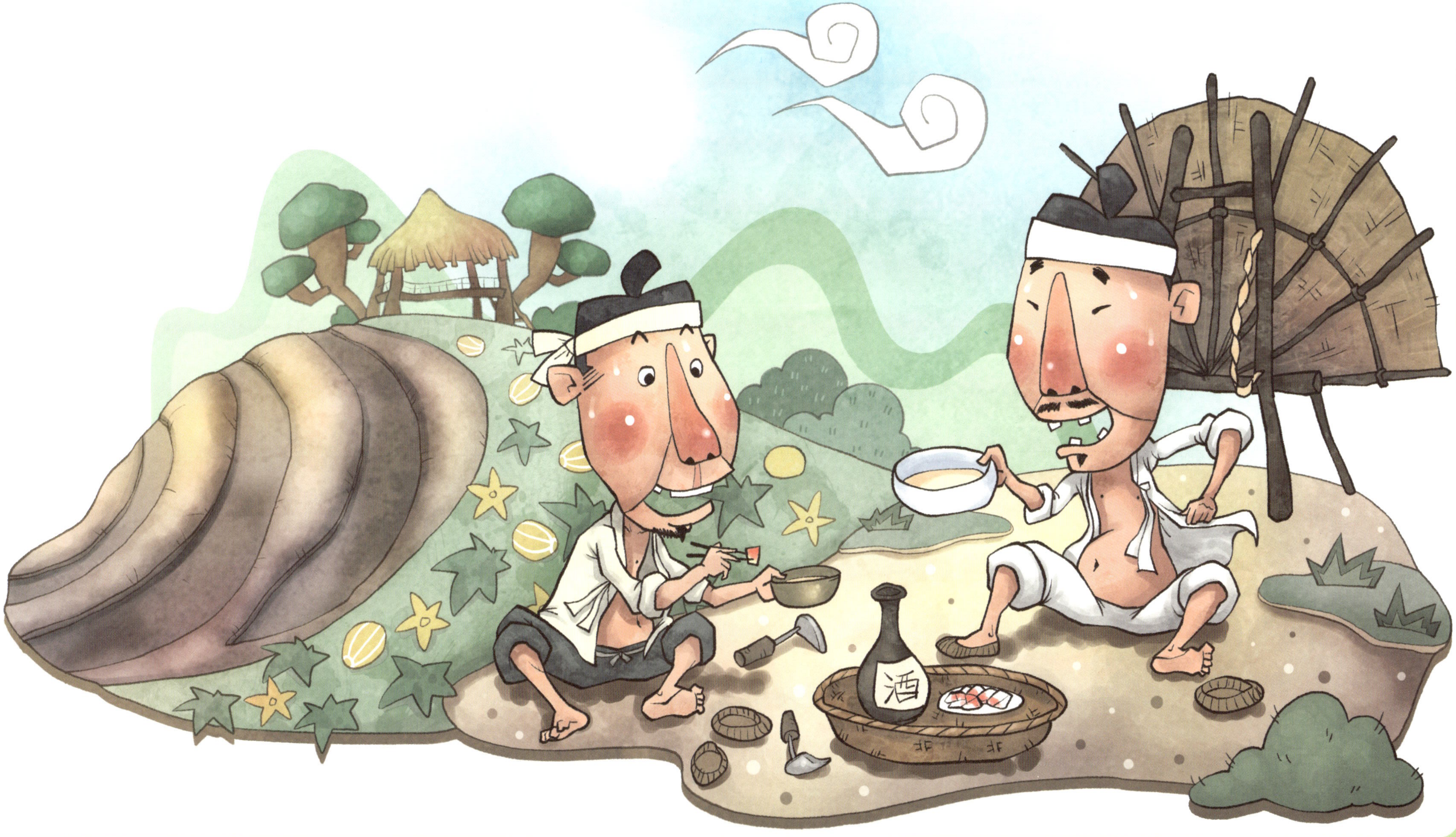

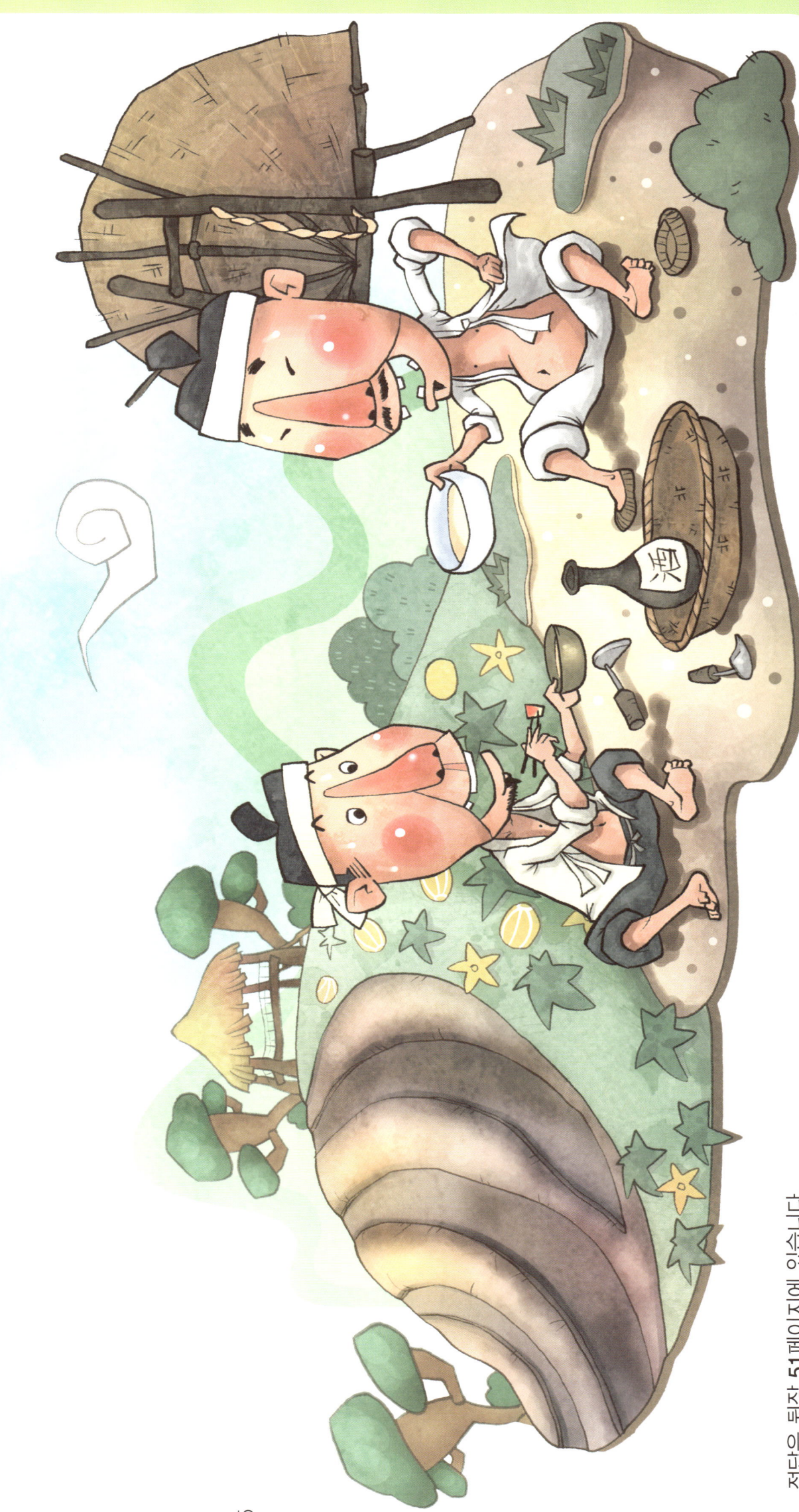

소만[小滿]

24절기 가운데 하나로, 입하(立夏)와 망종(芒種) 사이에 드느데, 양력으로는 5월 21일경부터 약 15일 간이며, 음력으로는 4월중이다. 태양이 황경이 대략 60°에 있을 때로, 만물이 점차 생장(生長)하여 가득 찬다는 의미를 가지고 있다. 이때부터 본격적으로 여름에 접어들어, 농촌에서는 모내기가 시작되고 보리베기로 한참 바쁜 시기이다.

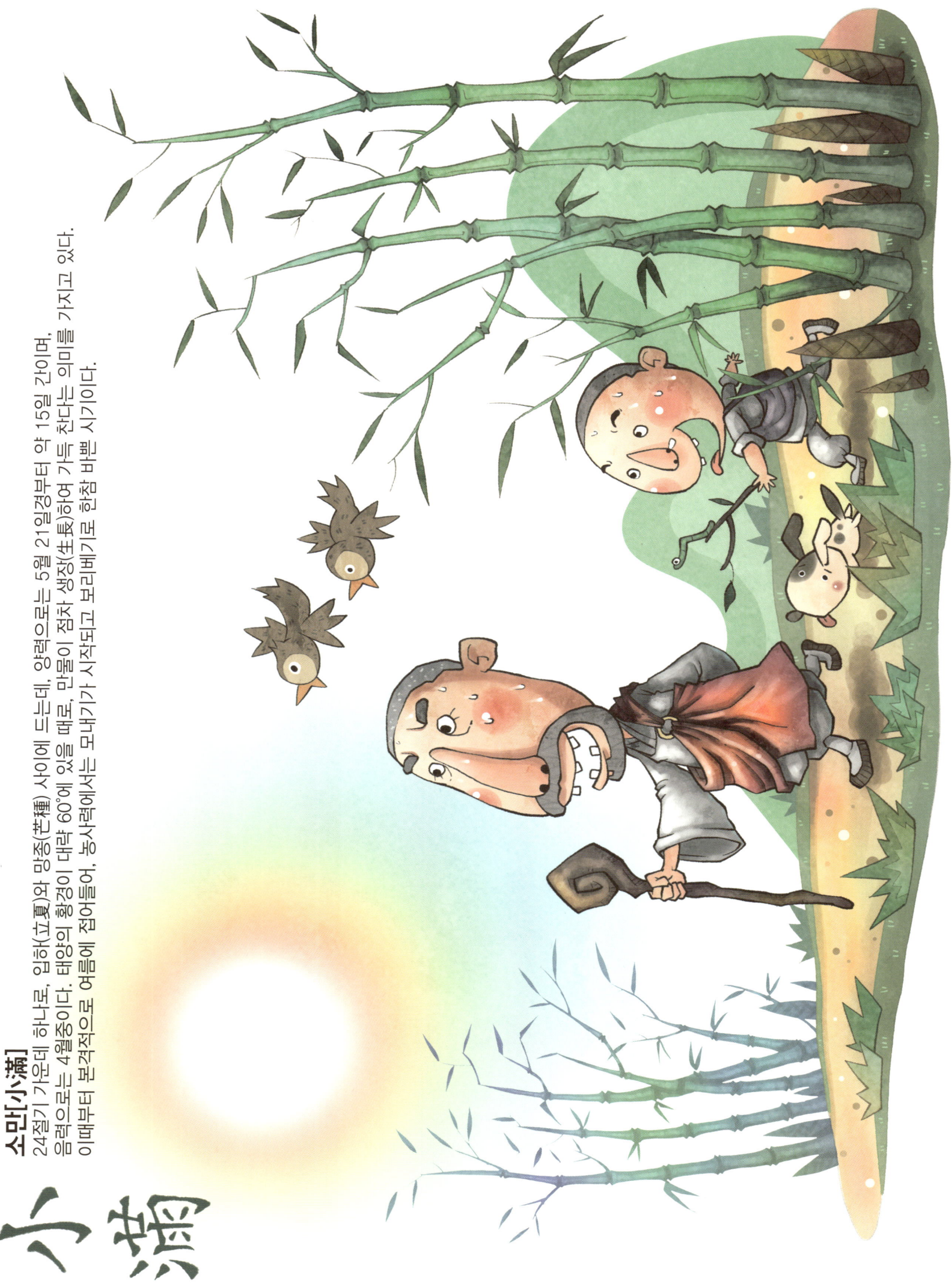

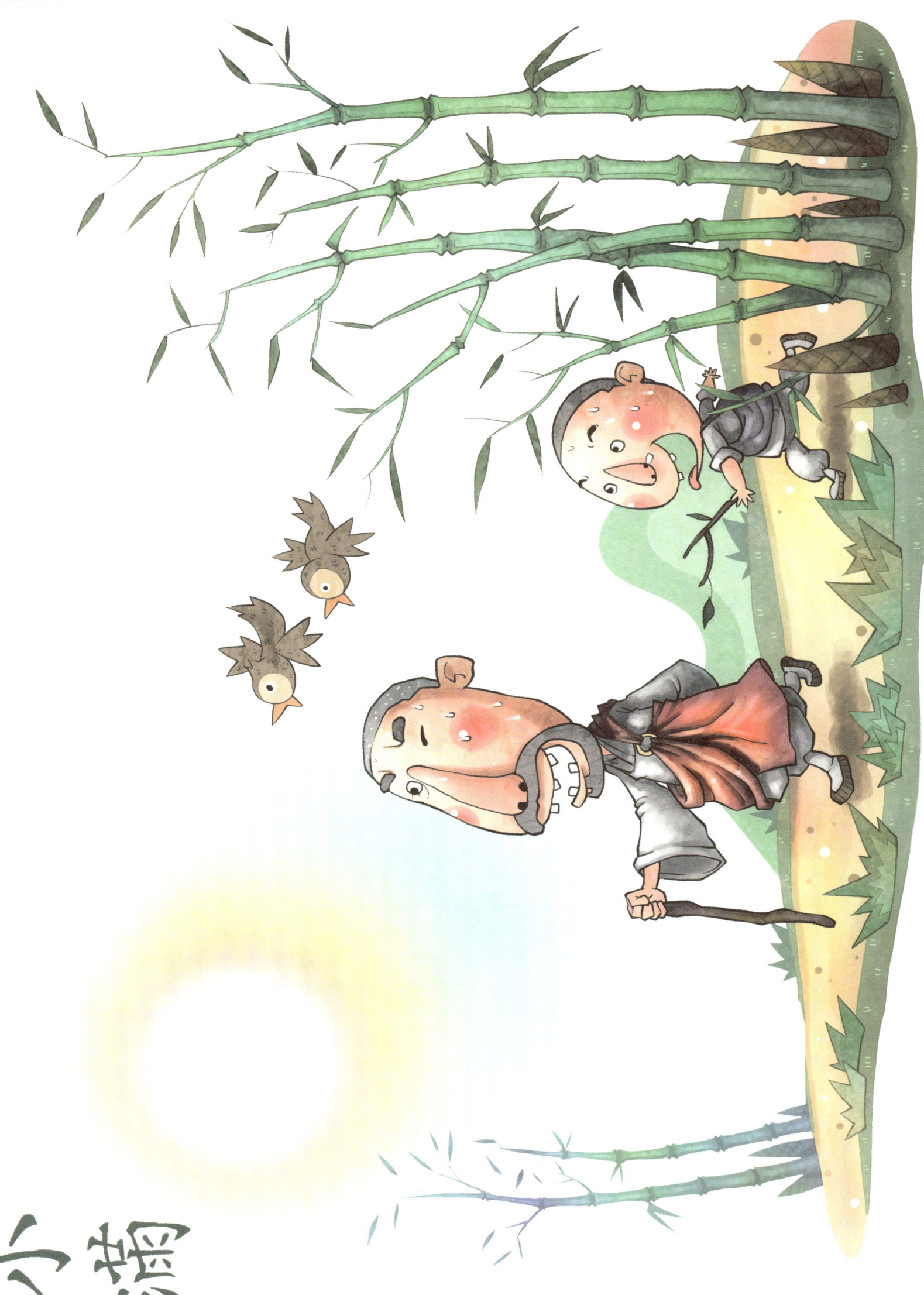

망종[芒種]

소만(小滿)과 하지(夏至) 사이에 드는 절기로, 24절기 가운데 아홉째에 해당한다. 양력으로는 태양의 황경(黃經)이 75°에 이르는 6월 6일경에서 하지 전까지의 약 15일간을 말하며, 음력으로는 4월 또는 5월에 들어 든다. 씨를 뿌리기 좋은 시기라는 뜻으로 모내기와 보리베기가 이루어진다. 각 지역별로 다양한 망종 풍속을 갖는데, 농사의 한 해 운을 보거나 농사가 잘 되기를 빌었다. 농촌에서는 1년 중 가장 바쁜 시기이다.

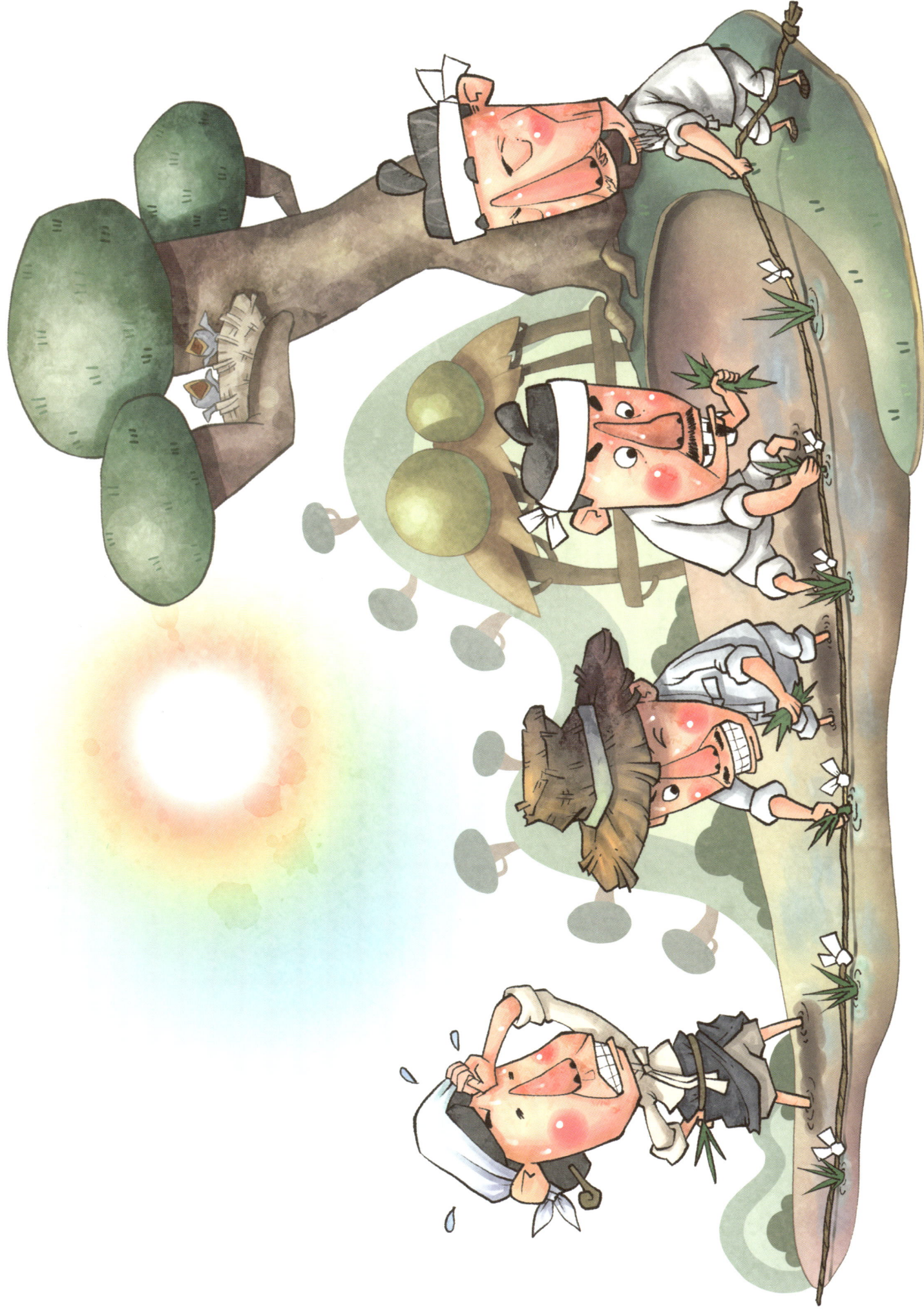

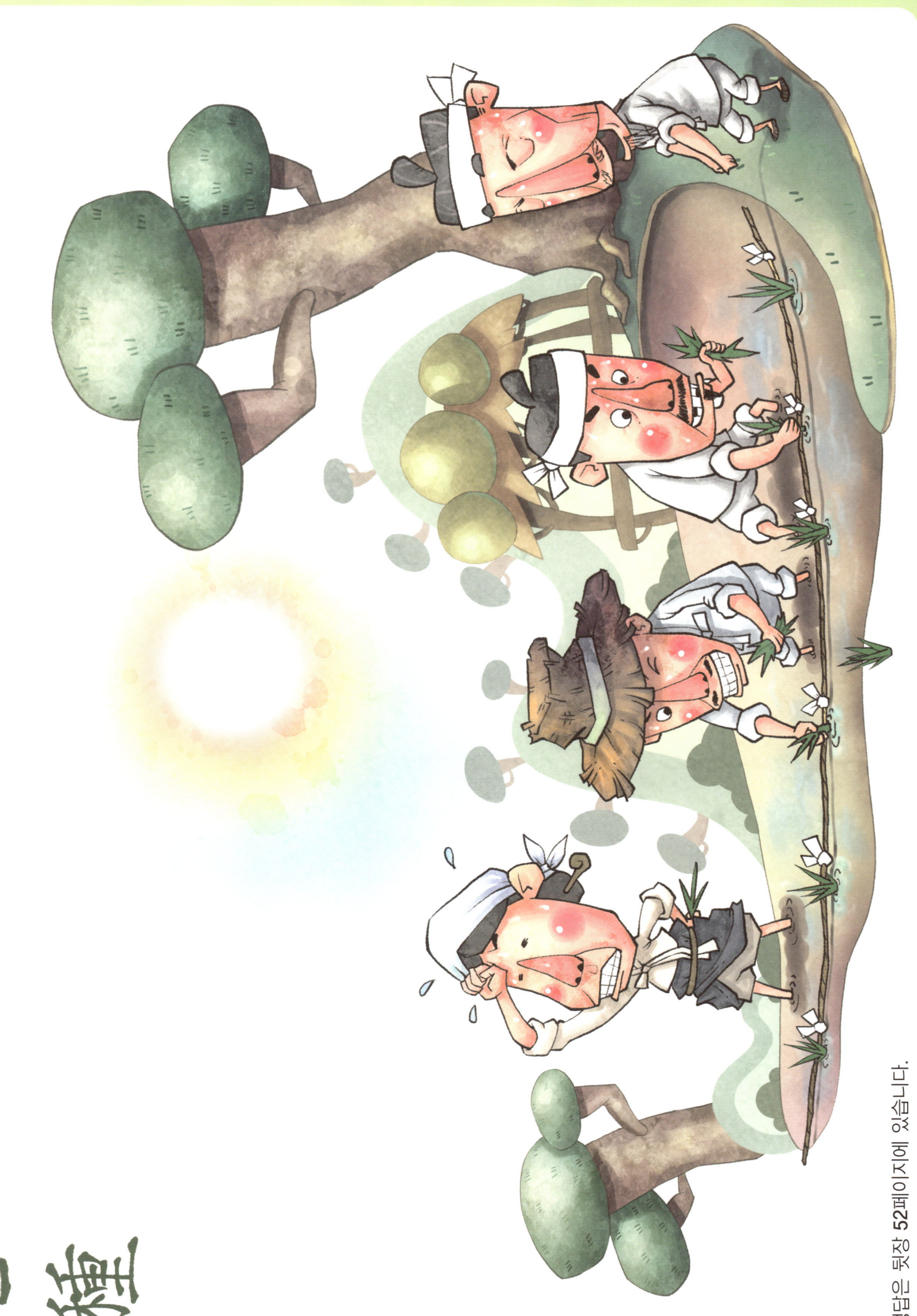

하지 [夏至]

망종(芒種)과 소서(小暑) 사이에 있으며, 양력 6월 21일경이 시작되는 날이다. 음력으로는 5월중이다.
하지 때는 일 년 중 태양이 가장 높이 뜨고 낮의 길이가 길므로, 북반구의 태양으로부터 가장 많은 열을 받는다.
그리고 이 열이 쌓여서 하지 이후에는 기온이 상승하여 몹시 더워진다.
농사력에서는 모내기가 끝나는 시기이며 장마가 시작되는 때이기도 하다.

夏 至

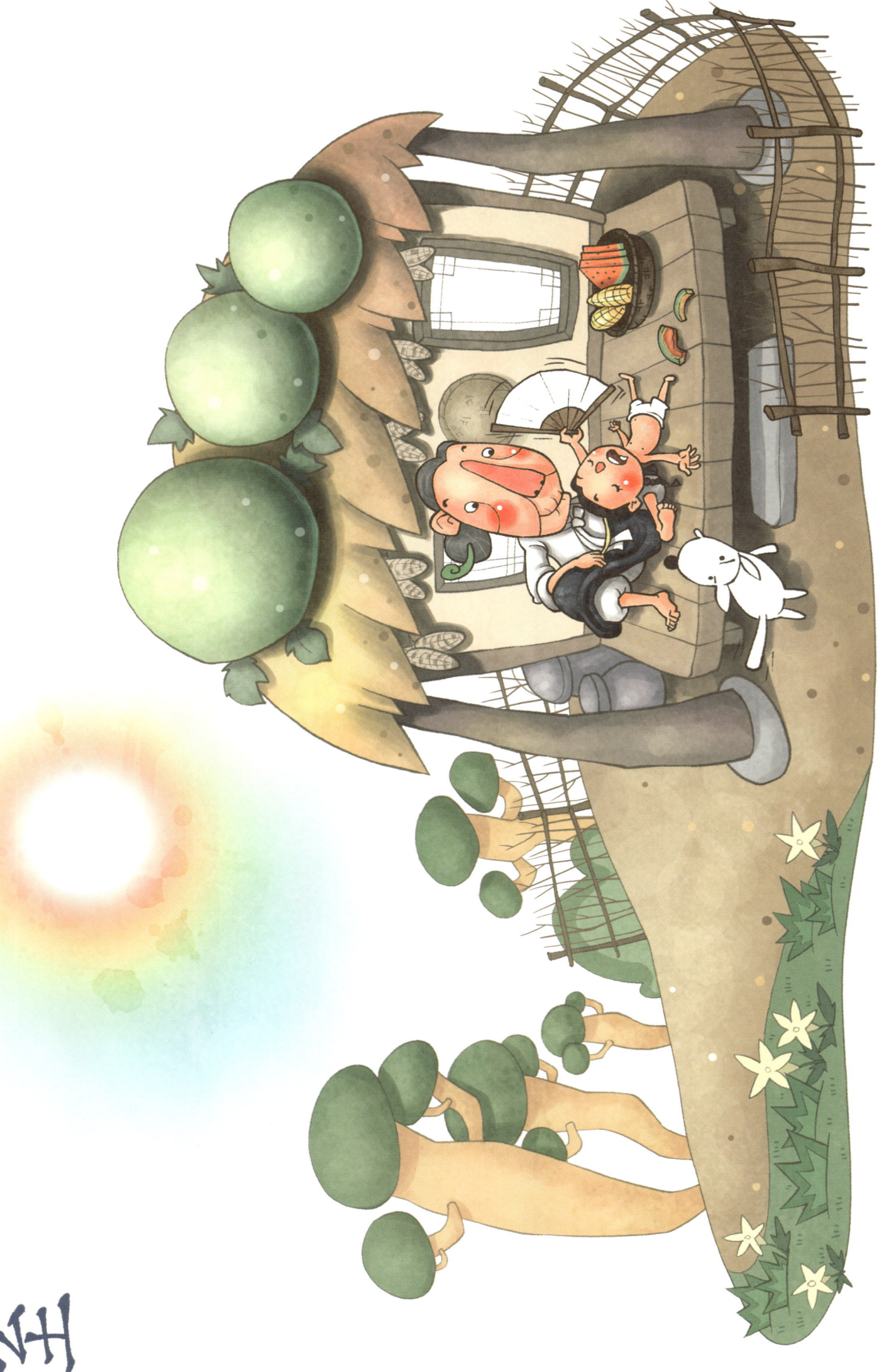

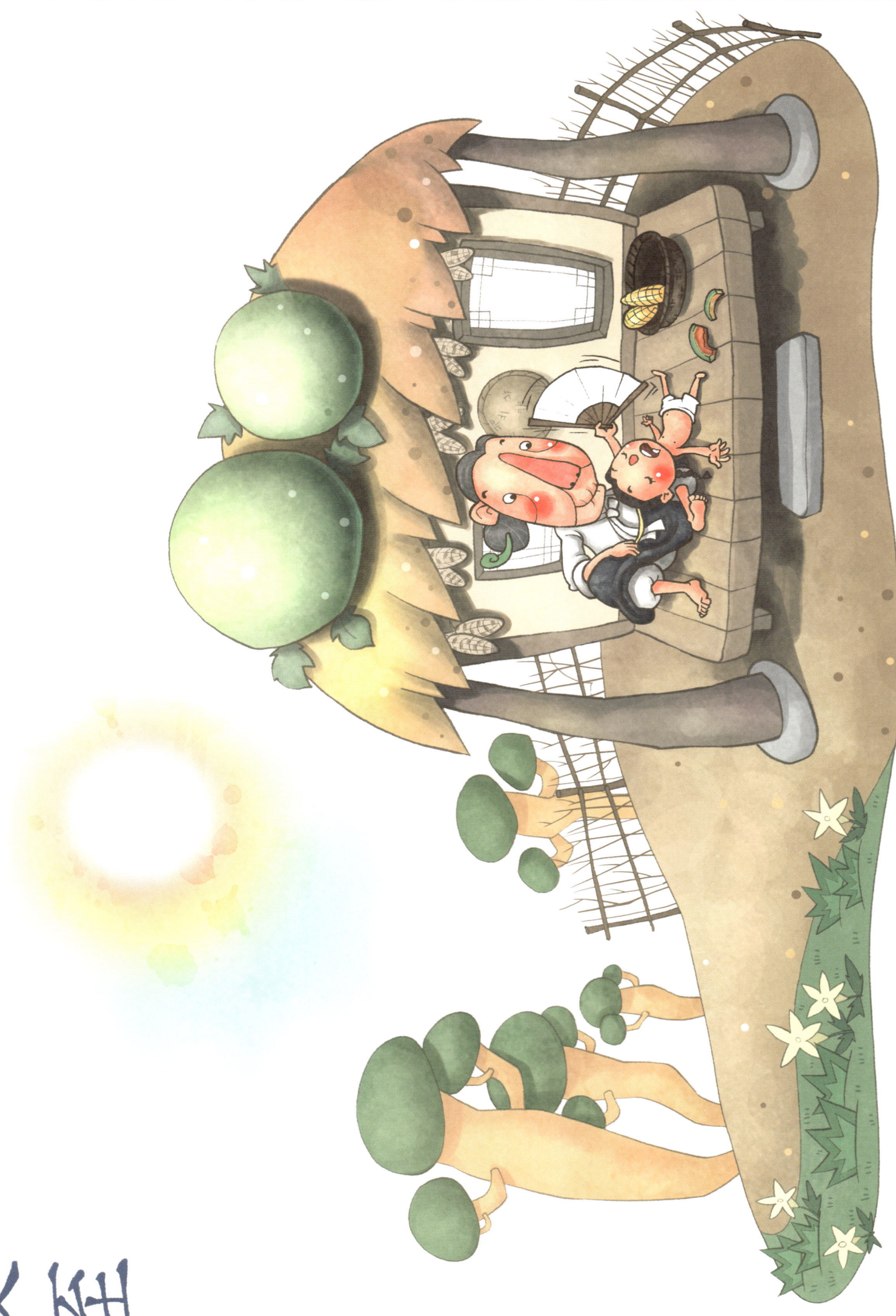

소서[小暑]

하지와 대서 사이에 드는 절기로, 24절기 가운데 열한번째에 해당한다. 양력으로는 7월 7일경부터 약 15일 동안, 음력으로는 6월이며, 이 때 태양은 대략 황경(黃經) 105°에 위치한다.

예로부터 이 시기가 장마철이며, 김을 매거나 피사리를 해 주고 퇴비를 장만하기도 한다. 또한 가을 보리를 베어내고 콩, 조, 팥을 심어 이모작을 하기도 한다.

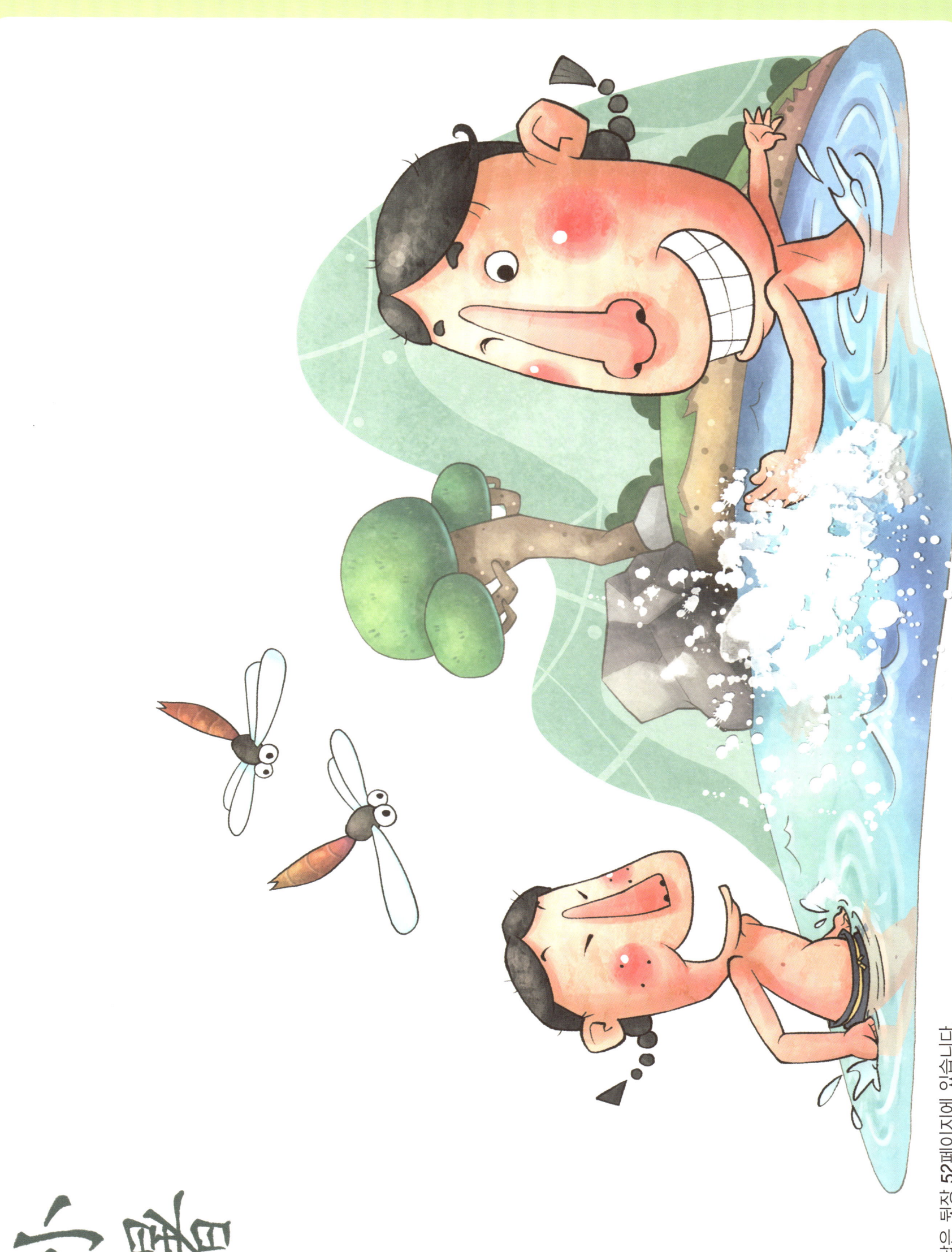

대서 [大暑]

소서(小暑) 15일 후부터 입추(立秋) 전까지의 절기로, 양력으로는 7월 23일경 대서가 시작된다. 음력으로는 6월 중이다. 태양의 황경이 대략 120°에 달한다. 이 시기가 중복(中伏)으로, 대개 장마가 끝나고 더위가 가장 심해지는 때이다.

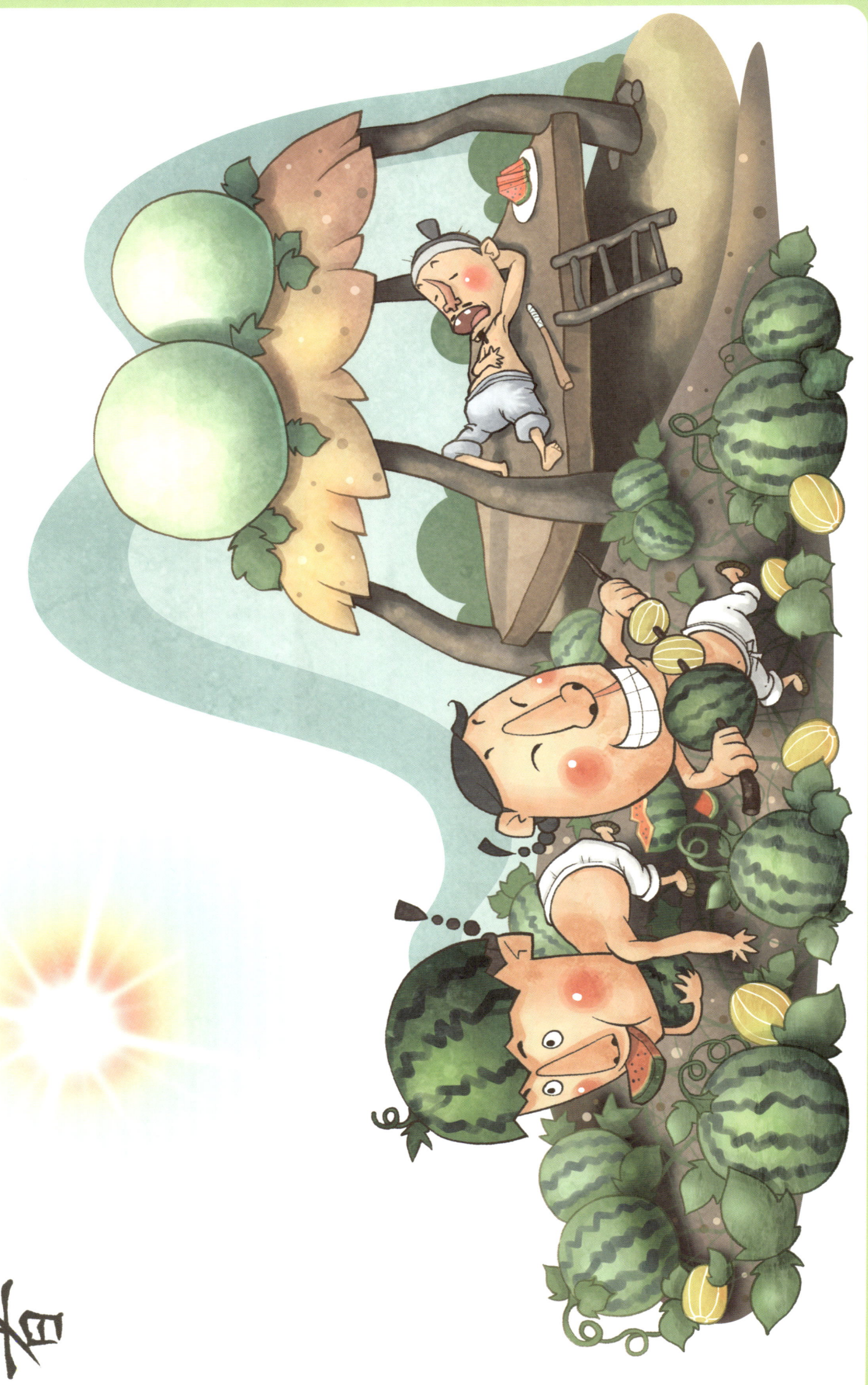

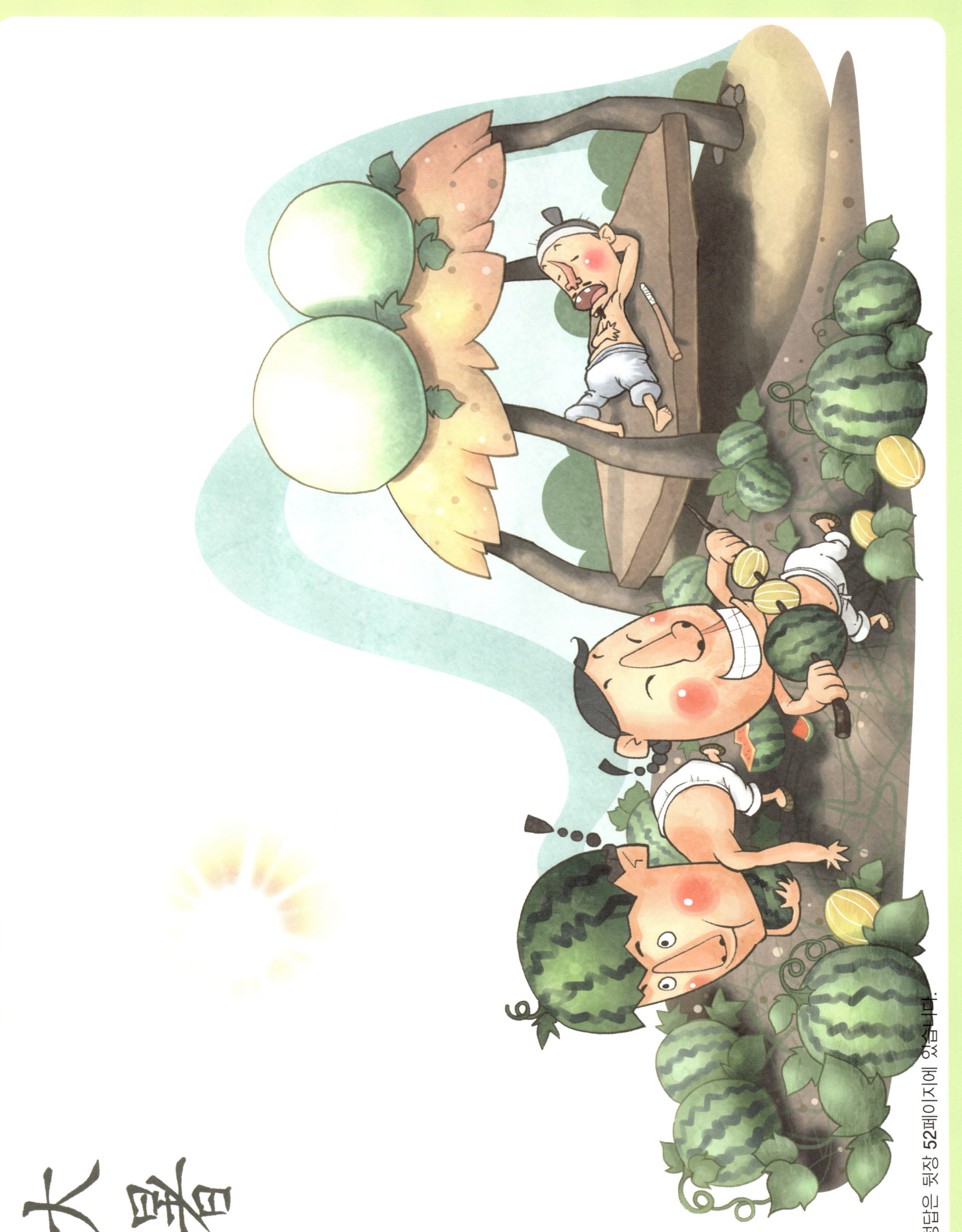

입추[立秋]

24절기 가운데 대서(大暑)와 처서(處暑) 사이에 드는 절기로, 순서로는 열셋째에 해당한다. 양력으로는 8월 8~9일경, 음력으로는 7월 초순이며, 태양의 황경이 135°에 달하는 날이 바로 입기일(入氣日)이다. 가을에 들어선다는 뜻대로, 동양의 역(曆)에서는 이날부터 입동(立冬) 전까지를 가을로 친다.

立秋

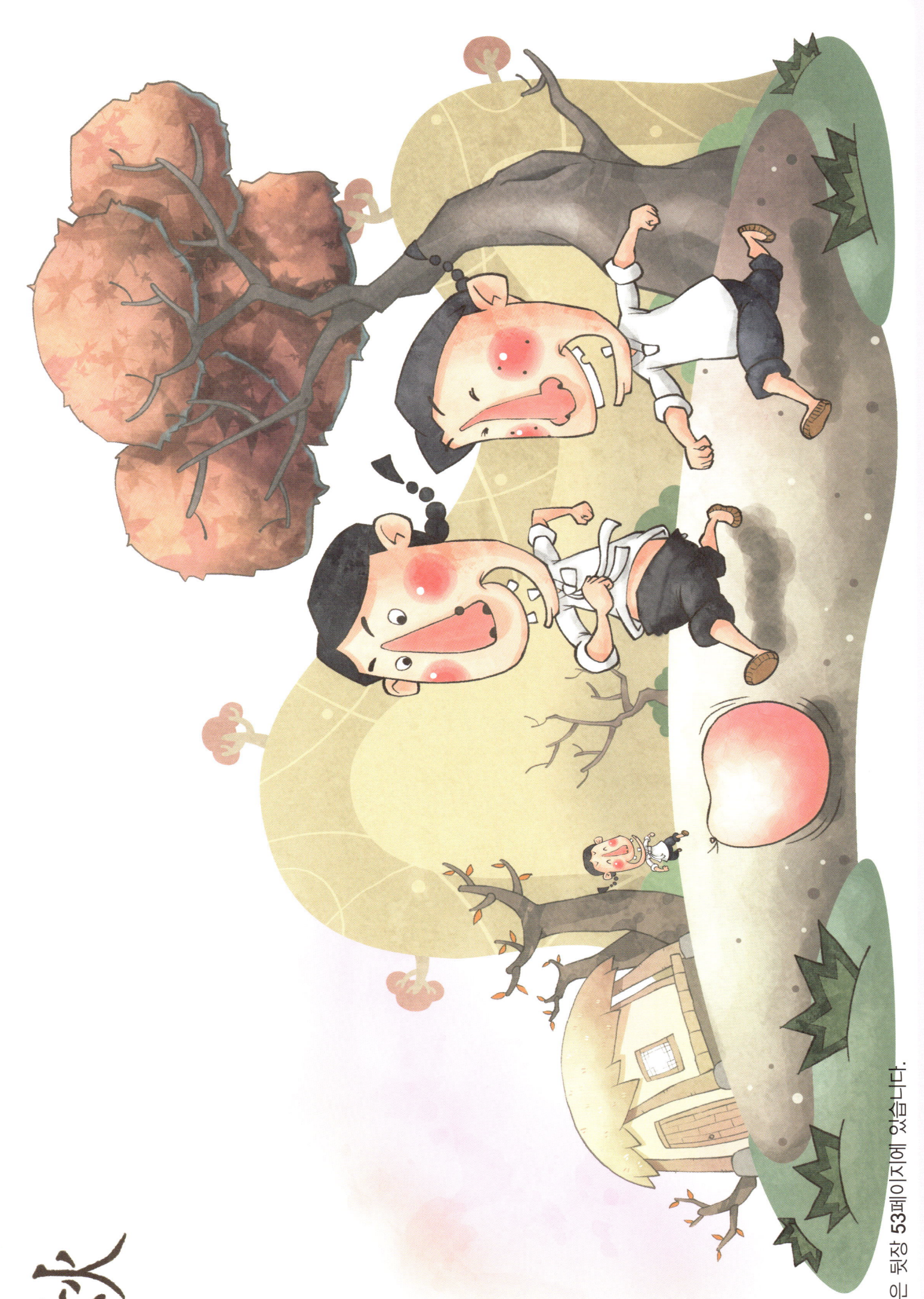

立秋

정답은 뒷장 53페이지에 있습니다.

처서 [處暑]

입추(立秋)와 백로(白露) 사이에 드는 절기로, 양력으로는 8월 23일경, 음력으로는 7월 중순에 해당한다. 태양의 황경(黃經)이 150°에 달할 때부터 15°사이에 있을 때이며, 이 무렵이 되면 입추 무렵까지 기승을 부리던 더위도 한풀 꺾이면서 아침 저녁으로 제법 선선한 가을 바람이 불어 오기 시작한다. '처서'라는 말은 바로 여기서 비롯되었다.

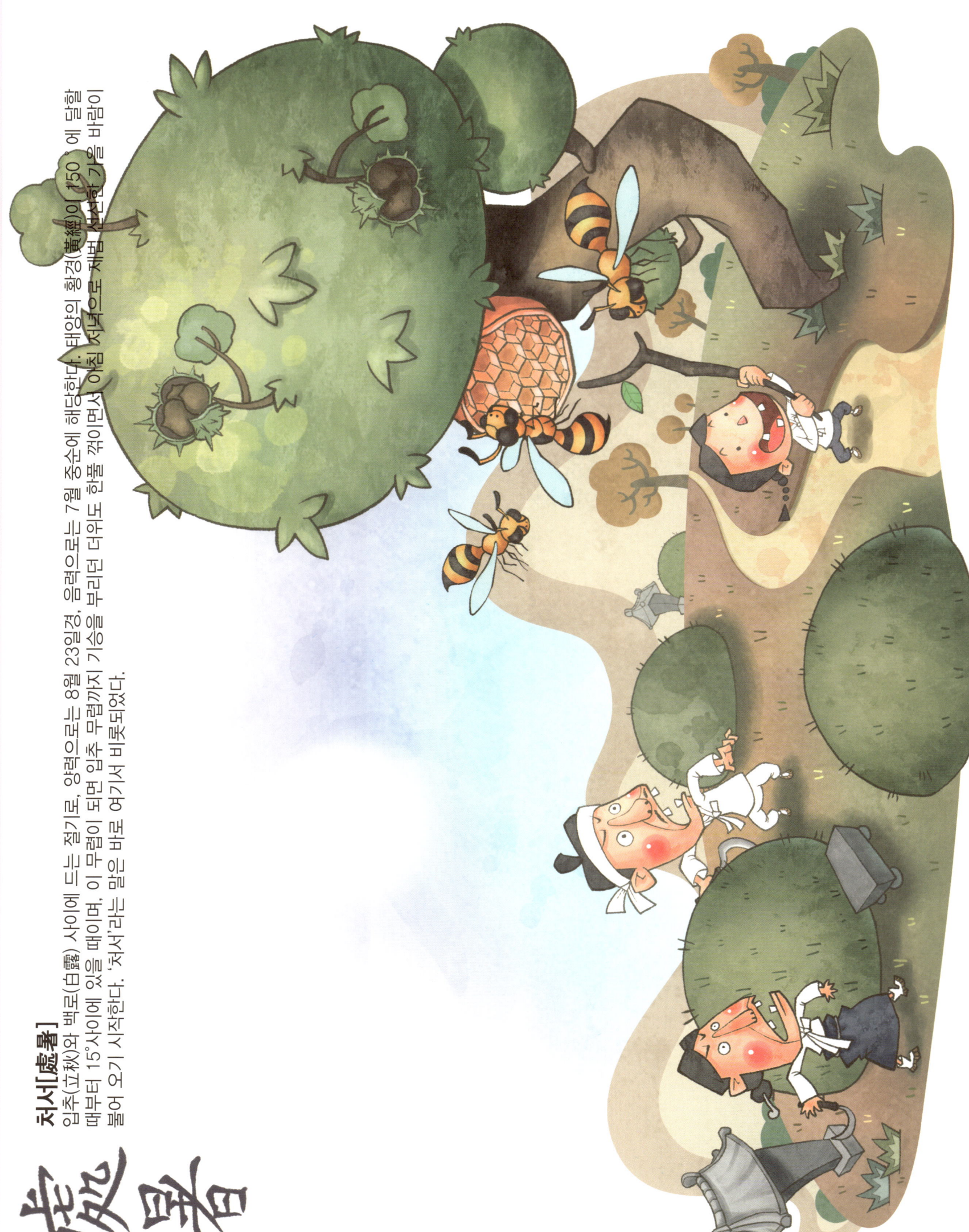

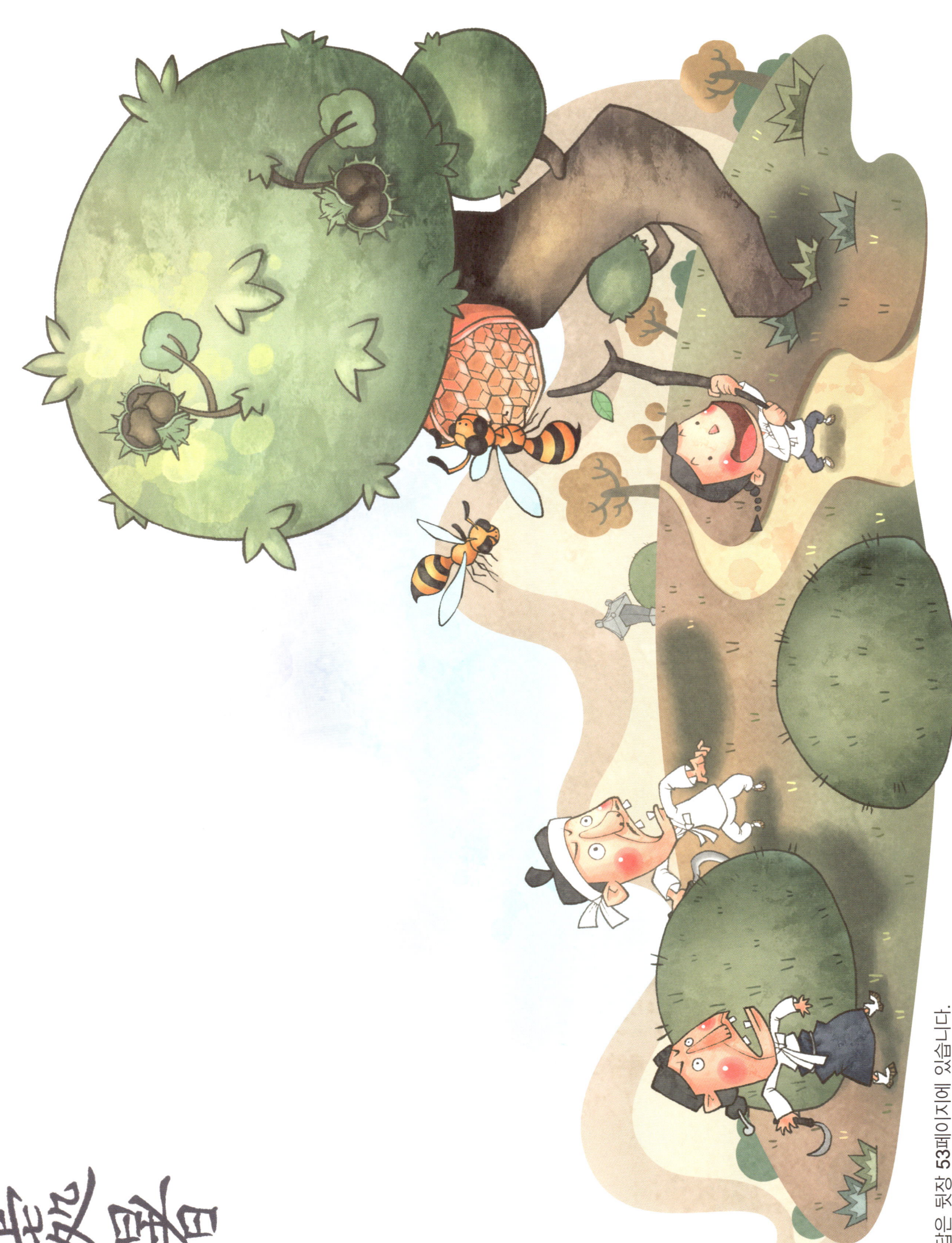

정답은 뒷장 53페이지에 있습니다.

백로[白露]

처서(處暑)와 추분(秋分) 사이에 드는 절기로, 24절기 가운데 열다섯째에 해당한다. 양력으로는 태양의 황경(黃經)이 165°에 이르는 9월 8일경부터 추분(9월 23일경) 전까지이며, 음력으로는 8월절이다. 이 시기에는 밤 동안 기온이 크게 떨어지며, 대기 중의 수증기가 엉겨서 풀잎에 이슬이 맺힌다.

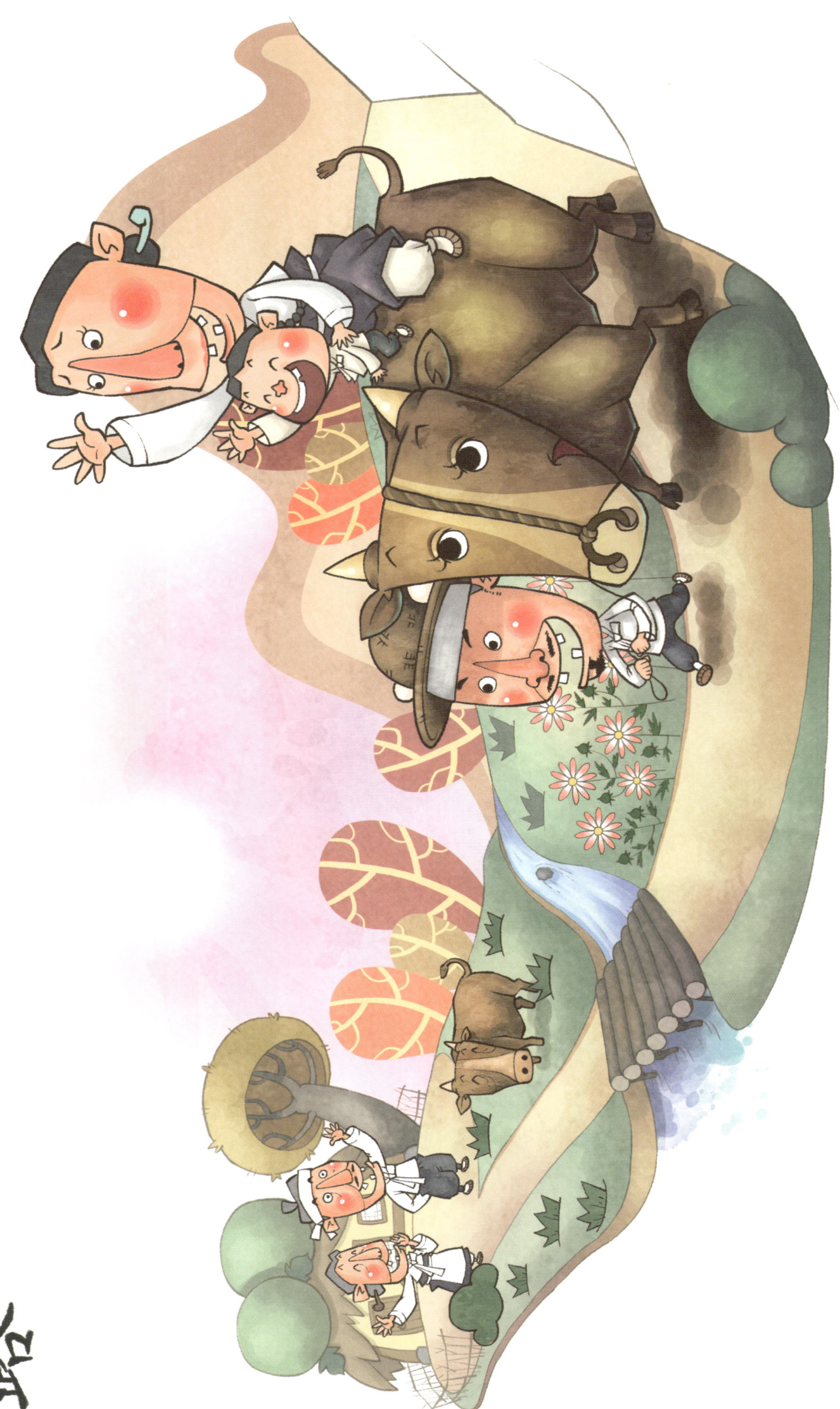

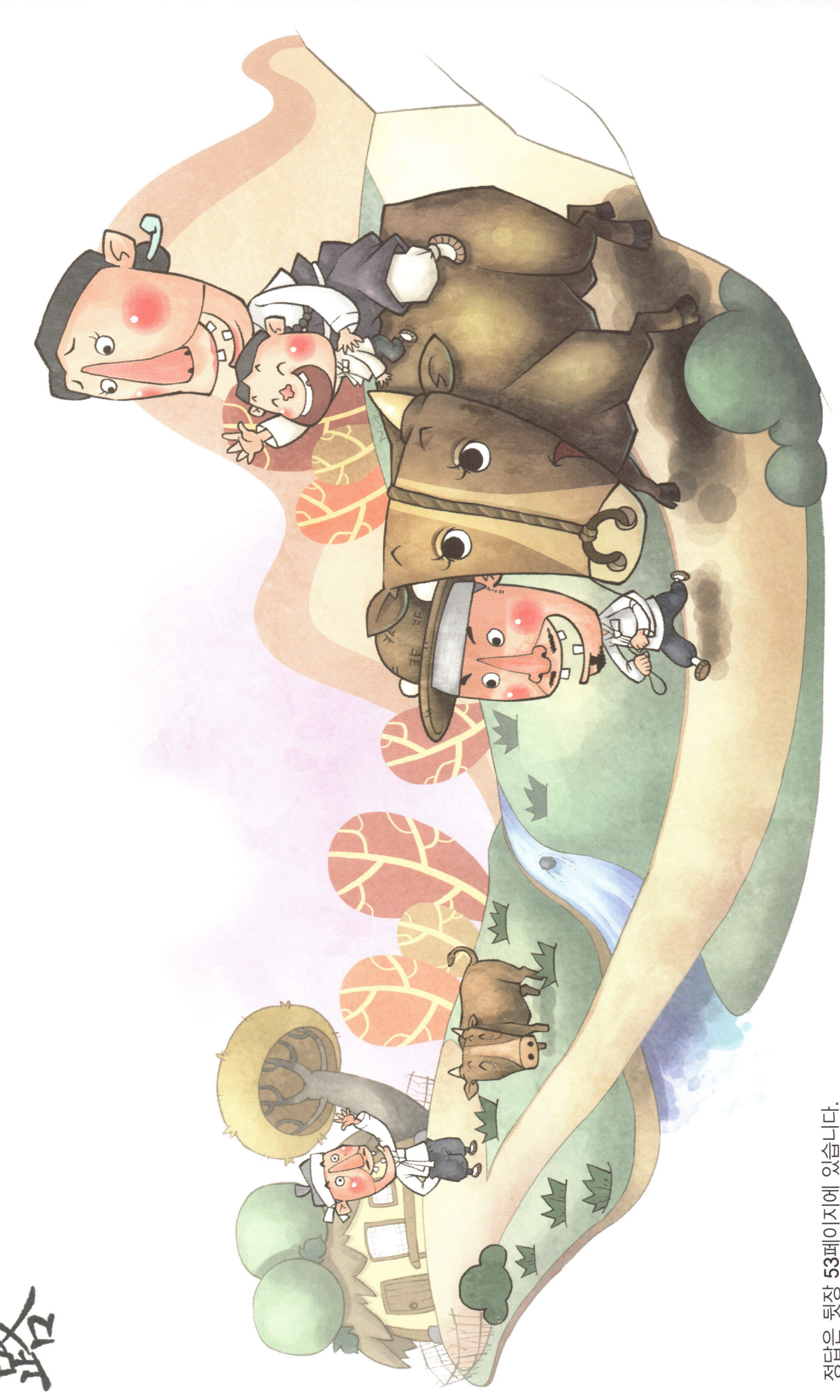

秋分

추분[秋分]

백로(白露) 15일 후인 양력 9월 23일경부터 한로(寒露) 전까지의 15일간을 말한다. 음력으로는 8월 중이다. 이 시기부터 낮의 길이가 점점 짧아지며, 밤의 길이가 길어진다. 농사력에서는 이 시기가 추수기이므로, 백곡이 풍성한 때이다.

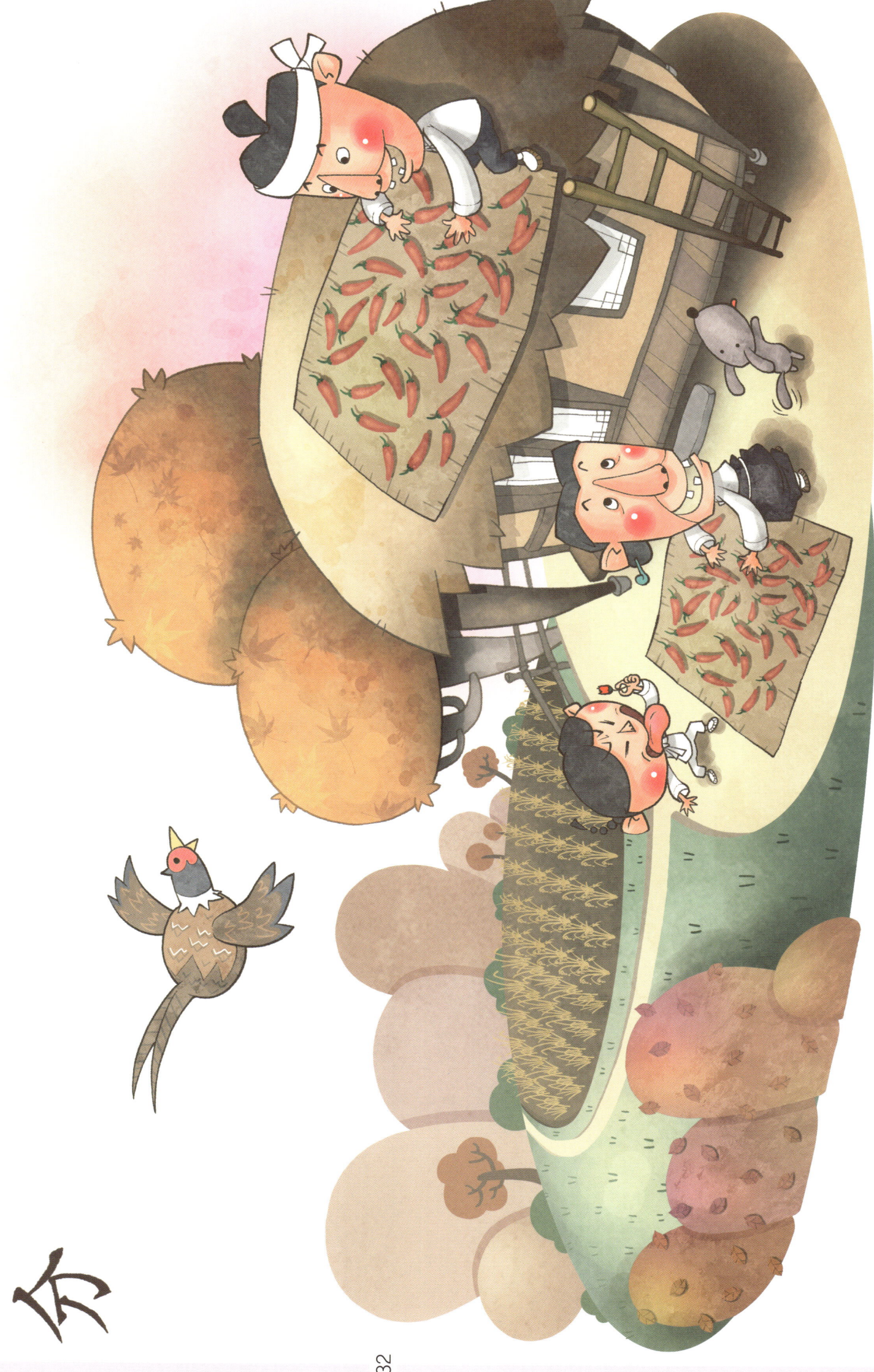

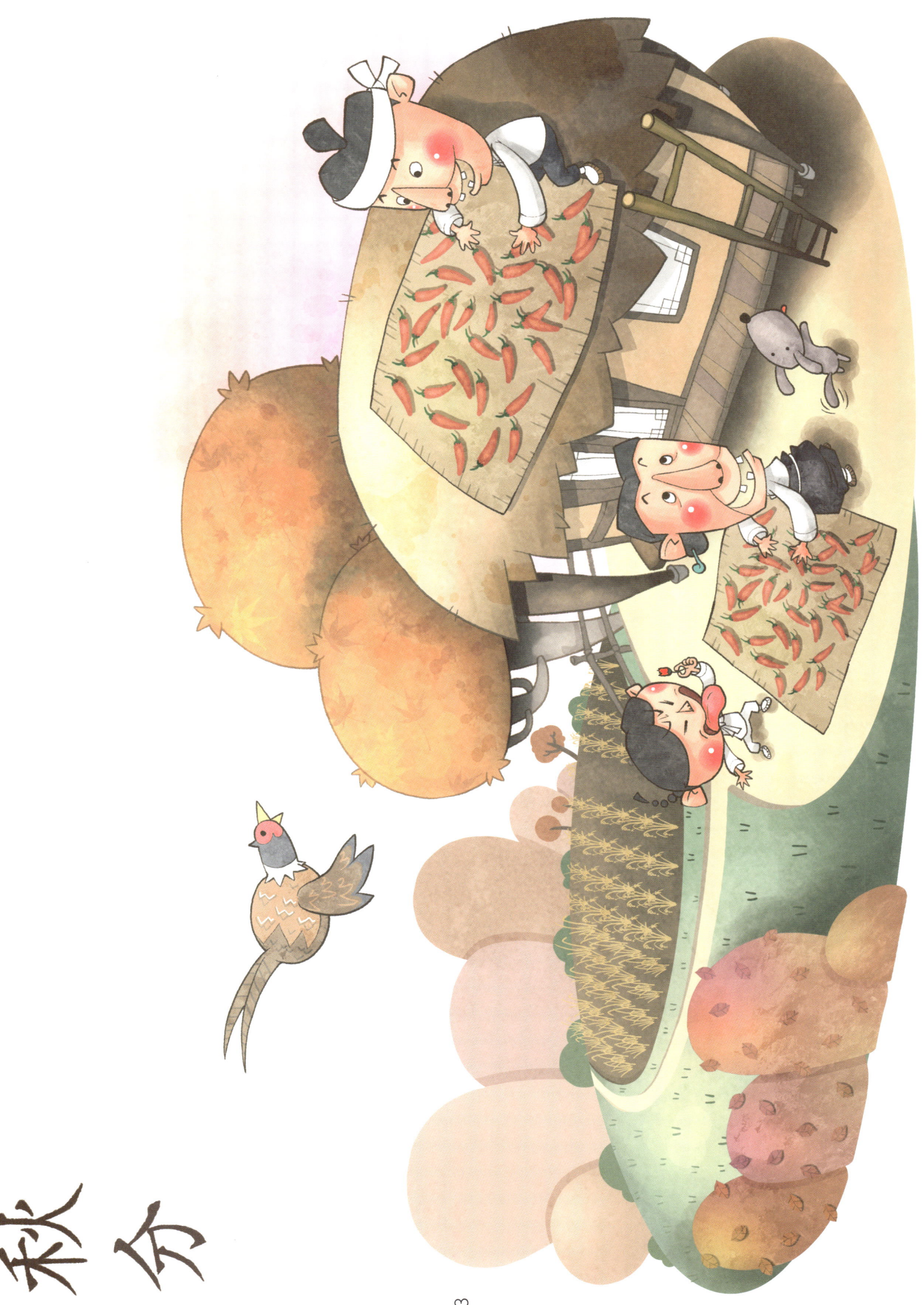

한로 [寒露]

추분(秋分)과 상강(霜降) 사이의 절기로, 양력 10월 8일경이 시작되는 날이다. 이때 태양은 황경 195°의 위치에 온다. 음력으로는 9월절이다. 이 시기는 오곡백과를 수확하는 시기이다. 또한 단풍이 짙어지고 제비와 같은 여름새와 기러기 같은 겨울새가 교체되는 시기이다.

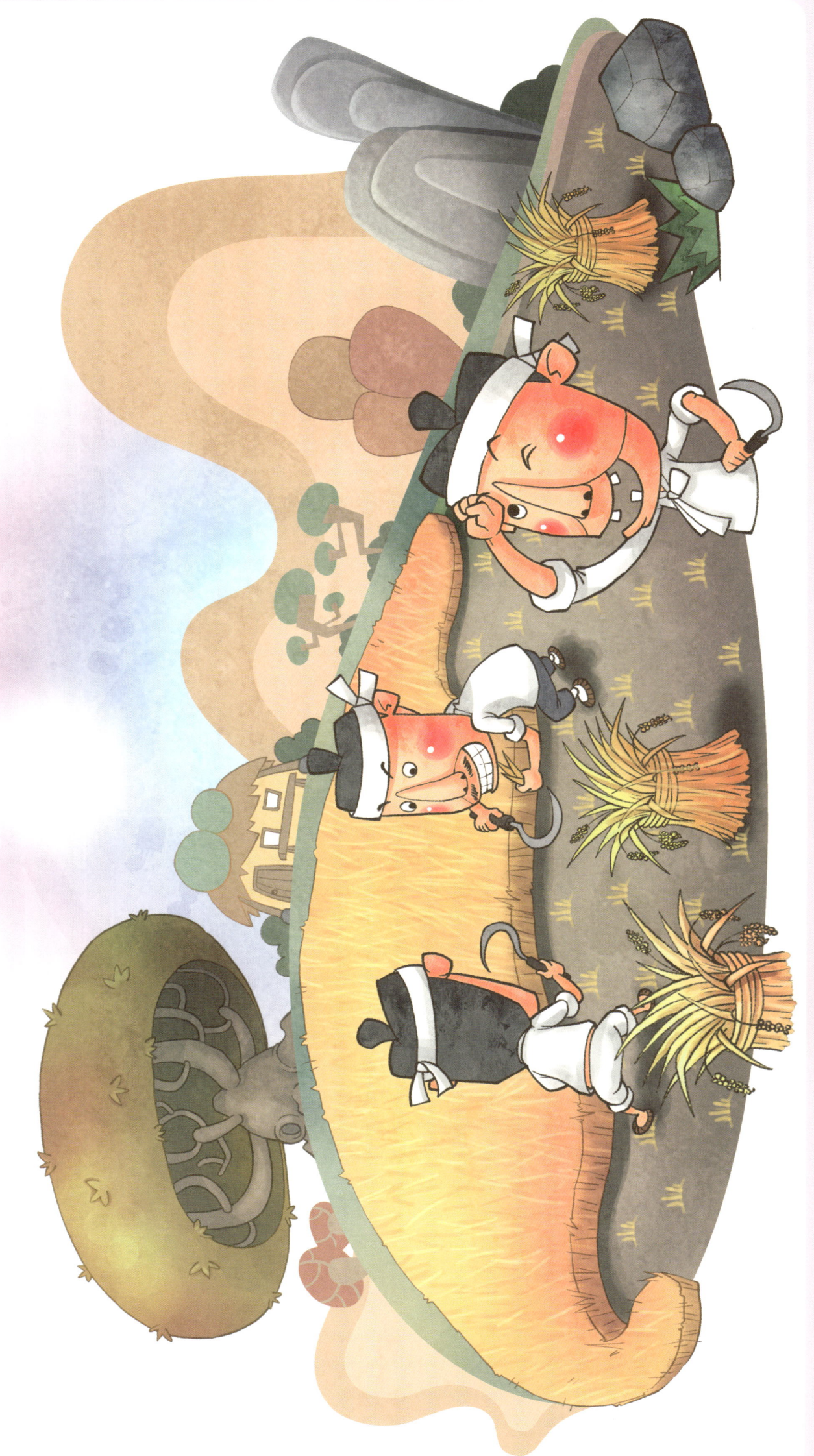

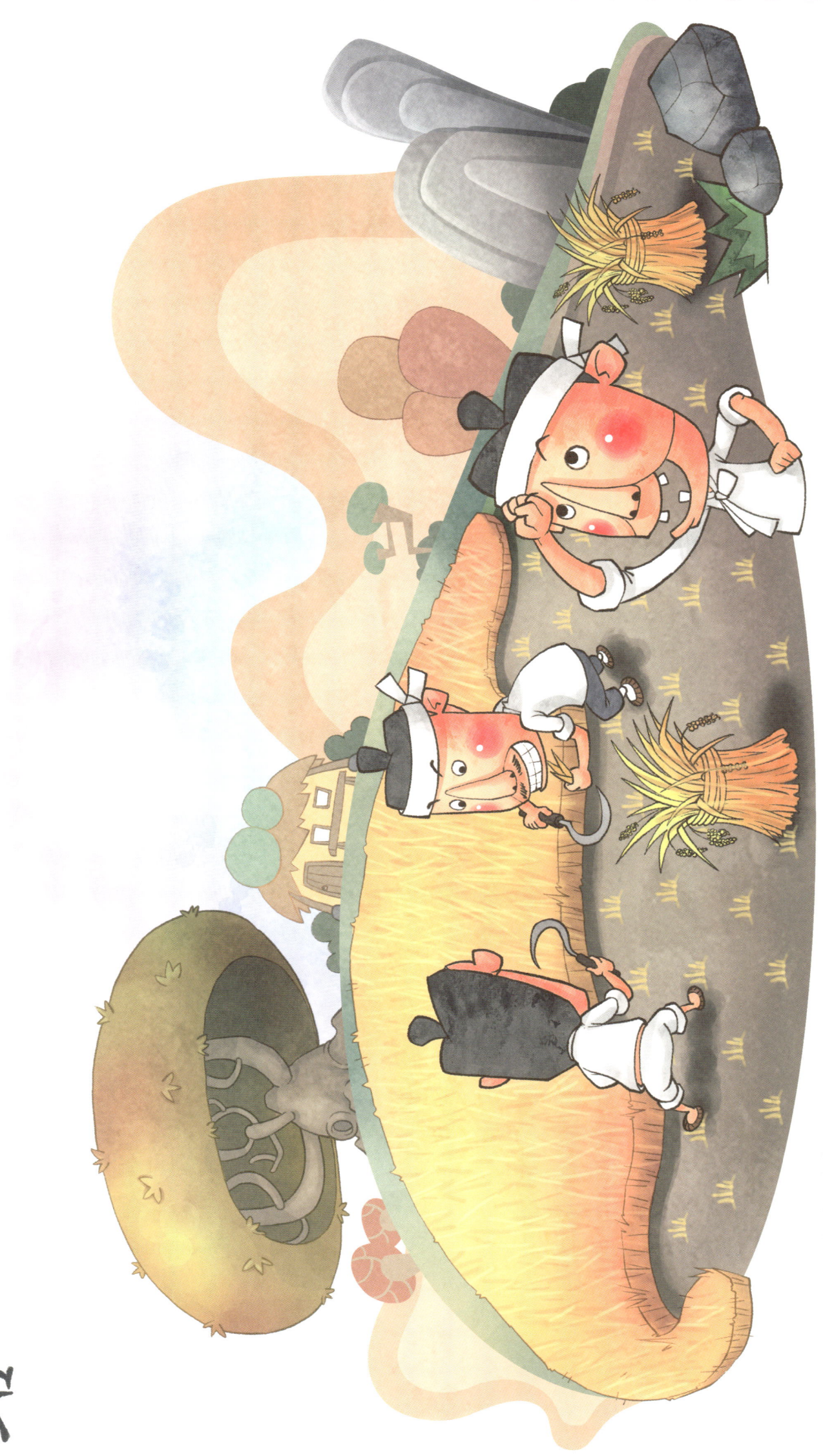

정답은 뒷장 54페이지에 있습니다.

상강[霜降]

한로(寒露)와 입동(立冬) 사이에 드는 절기로, 24절기 가운데 열여덟째에 해당한다. 양력으로는 10월 23일 또는 24일이고, 음력으로는 9월이며, 태양의 황경(黃經)은 약 210°가 된다. 된서리가 내리기 시작하는 시기로, 아침이면 온 땅이 서리로 뒤덮여 아침 햇살을 받아 온통 하얗게 반짝거린다.

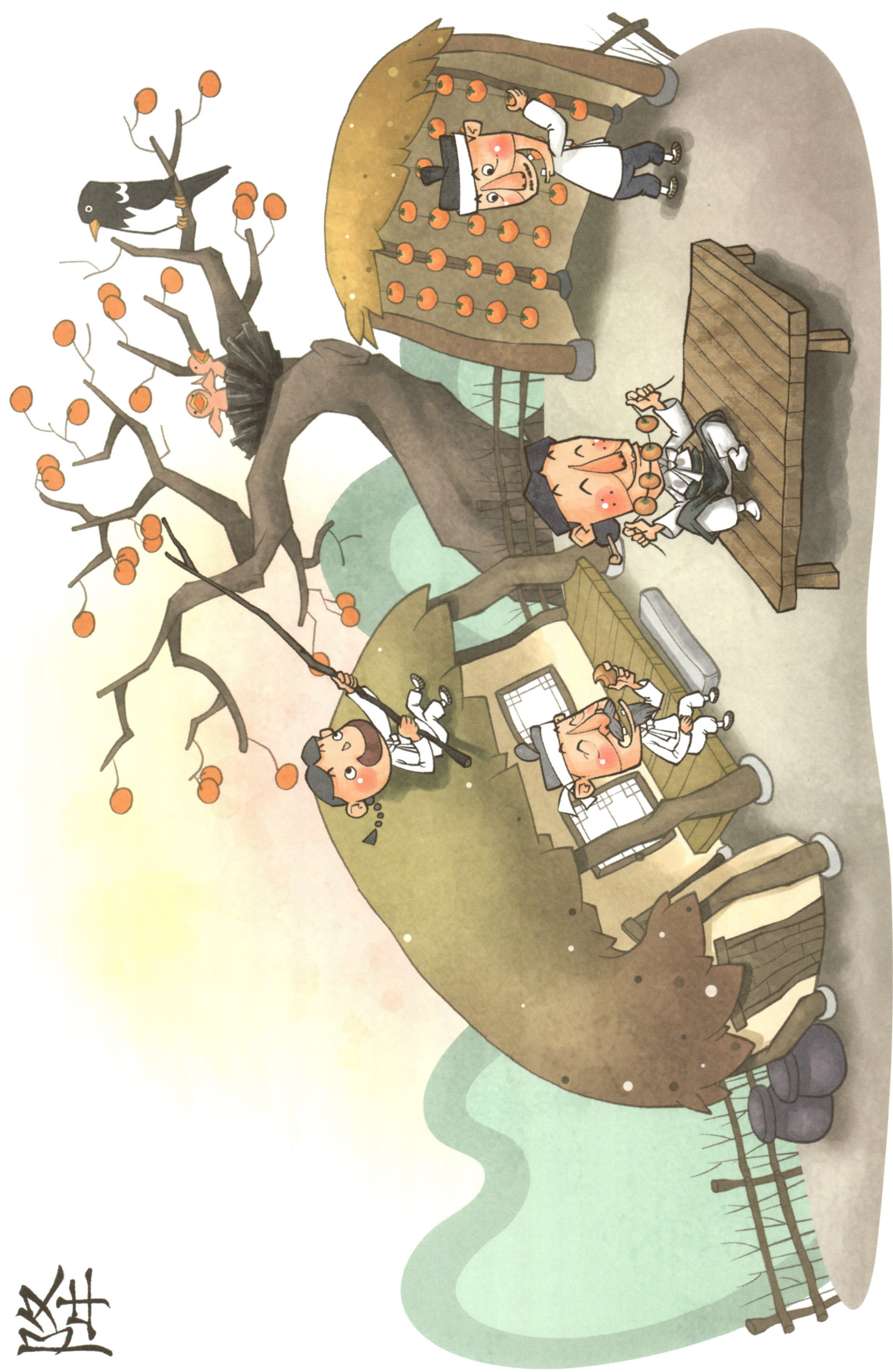

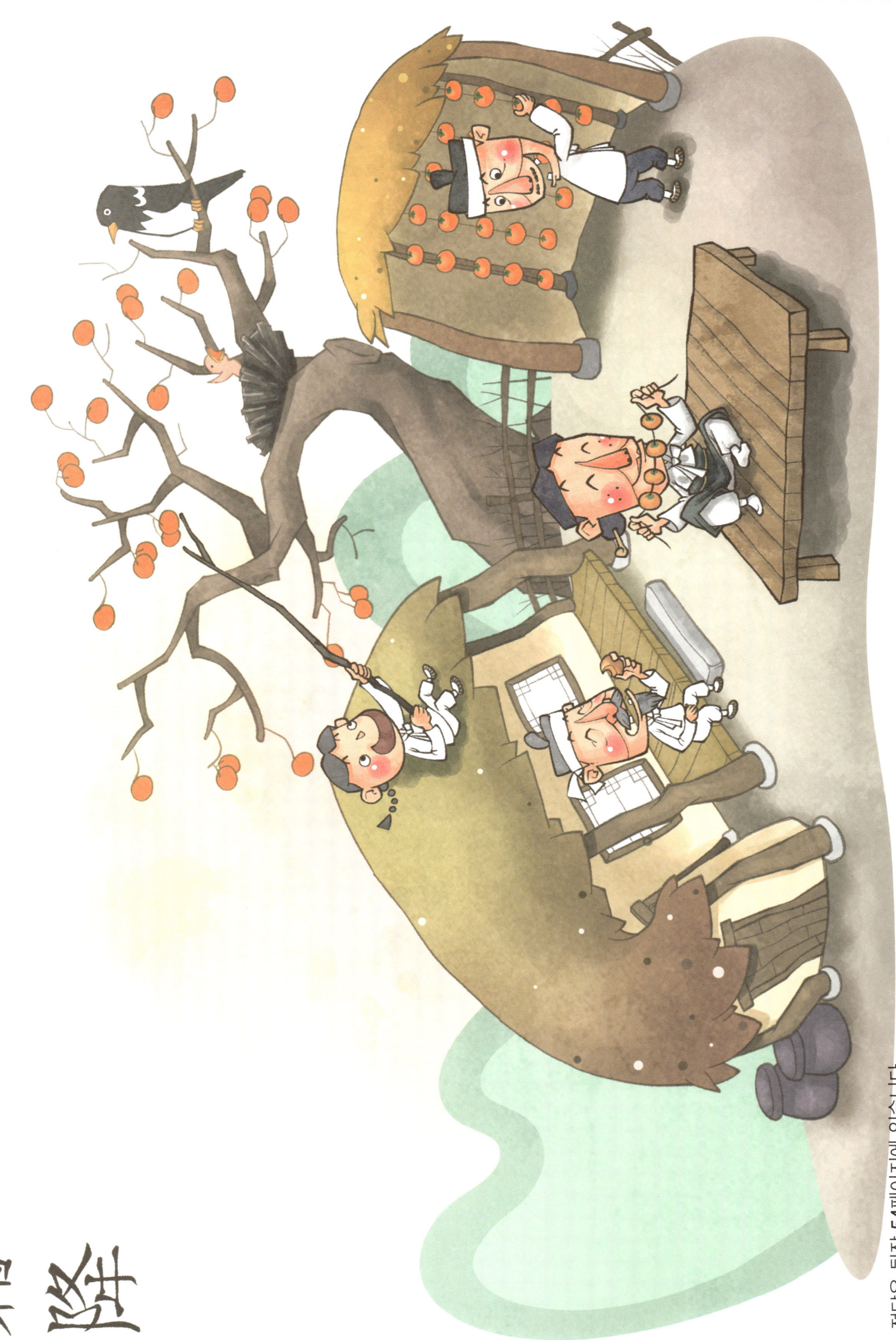

입동[立冬]

양력 11월 7~8일경으로, 상강(霜降) 후 약 15일, 소설(小雪) 전 약 15일에 해당한다. 태양의 시황경이 225°일 때 입동이 들고, 음력으로 10월 절기이다. 이날부터 겨울이라는 뜻에서 입동이라 부르고, 동양에서는 입동 후 3개월(음력 10~12월)을 겨울이라고 한다.

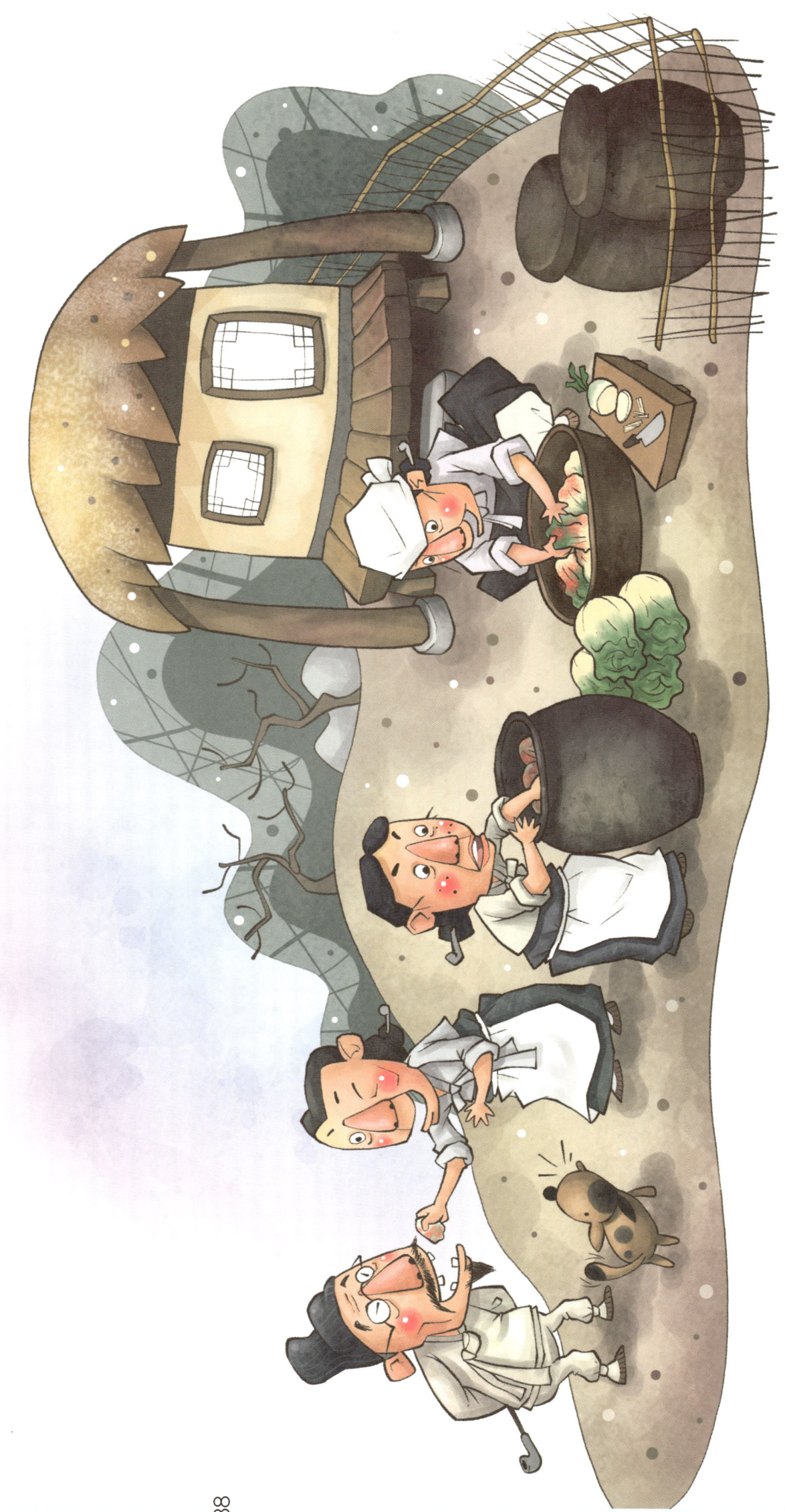

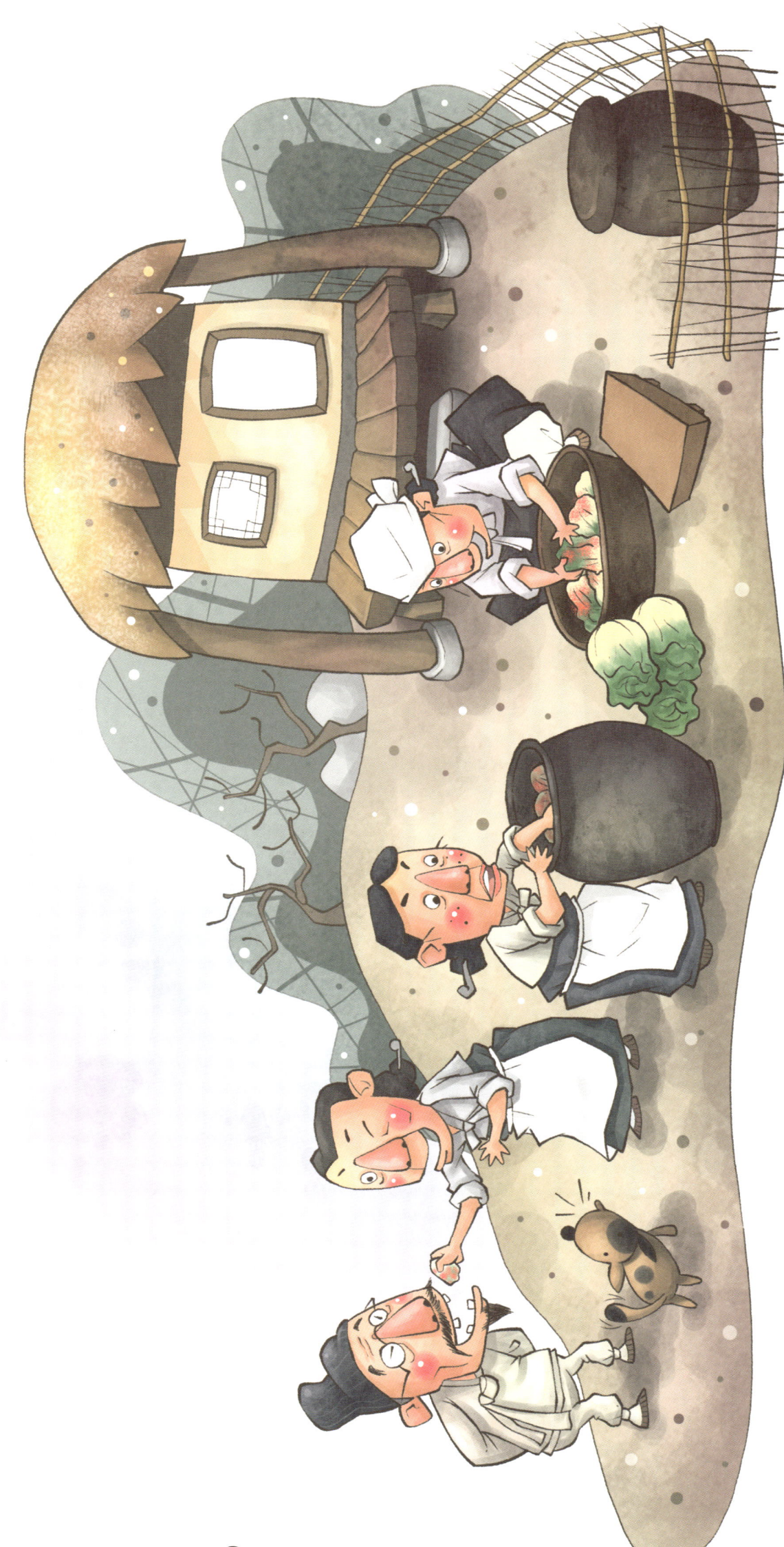

정답은 뒷장 54페이지에 있습니다.

소설[小雪]

입동(立冬)과 대설(大雪) 사이에 드는 절기로, 24절기 가운데 스무번째에 해당한다. 양력으로는 11월 22일경부터 15일 간, 음력으로는 10월 중순이며, 태양의 황경(黃經)이 240°에 놓이는 때이다. 입동이 지나면 첫눈이 내린다고 하여 소설이라는 이름이 붙었다.

小雪

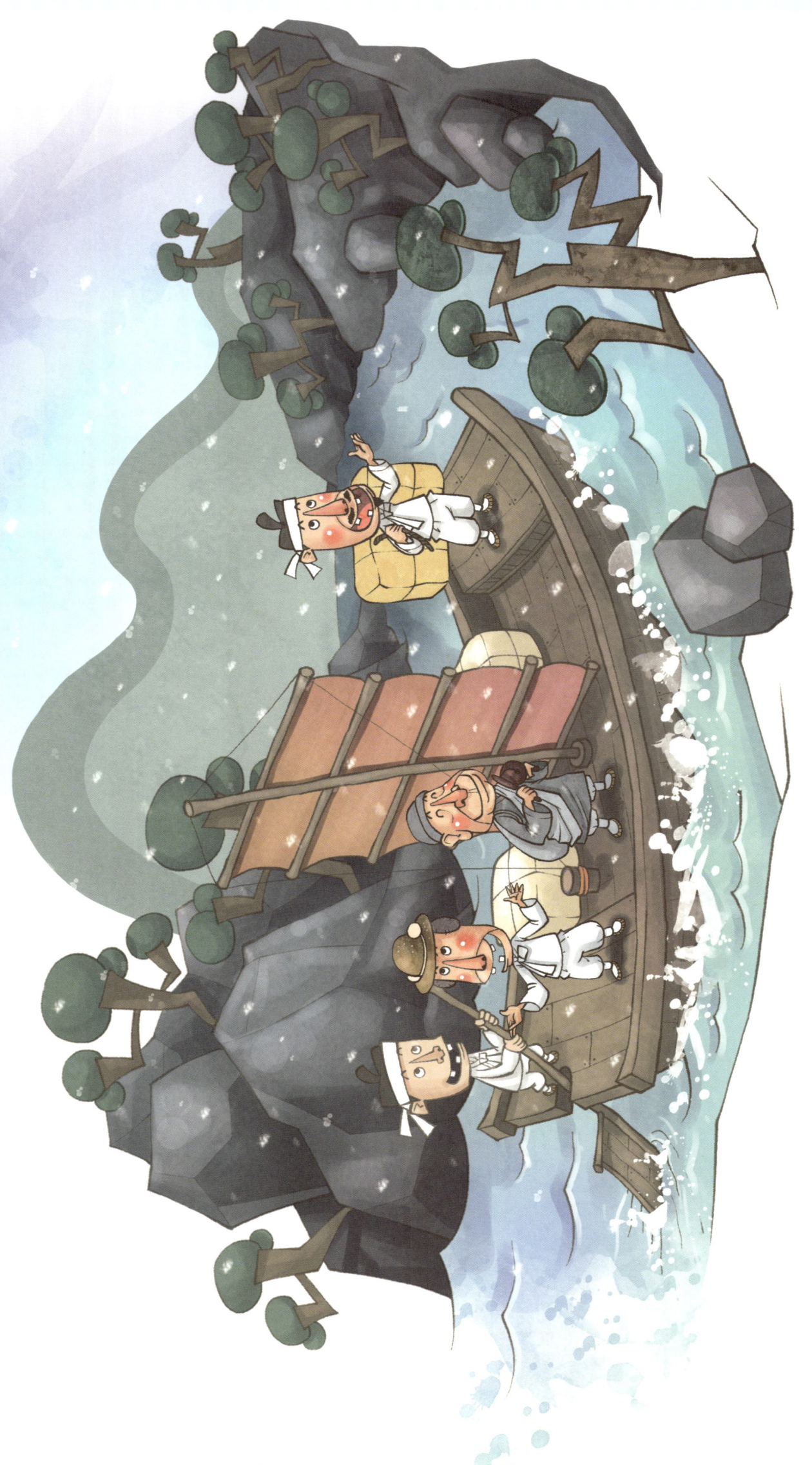

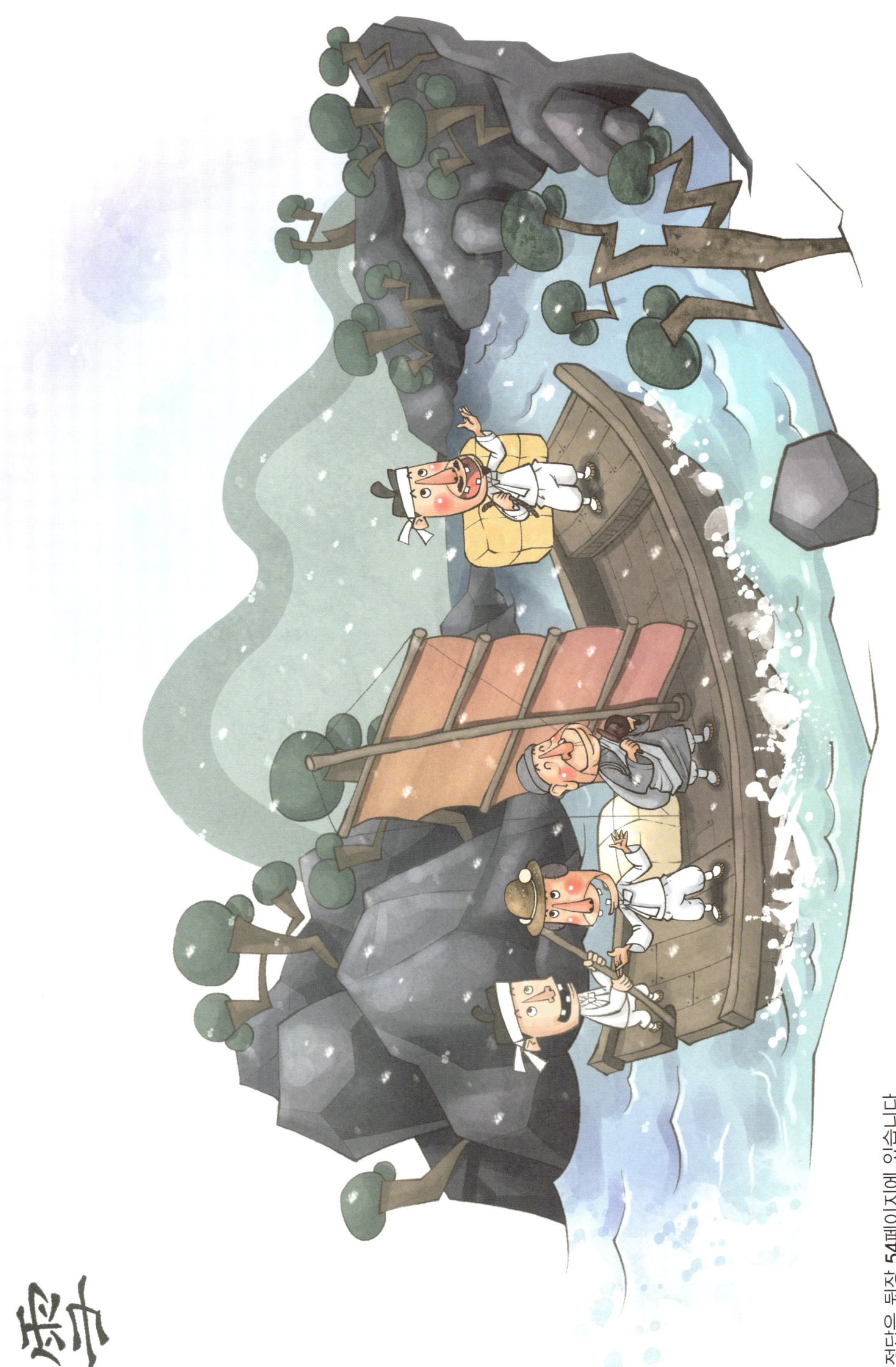

대설[大雪]

소설(小雪) 15일 후, 동지(冬至) 전까지의 절기(節氣)로, 양력으로는 12월 7일경이 대설이 시작되는 날이다. 음력으로는 10월 중이다. 태양이 대략 황경(黃經) 255°에 도달한다. 눈이 많이 내린다는 뜻에서 이런 이름이 붙었는데, 이는 중국 화북지방의 기상(氣象)을 기준으로 삼았기 때문이다.

大雪

42

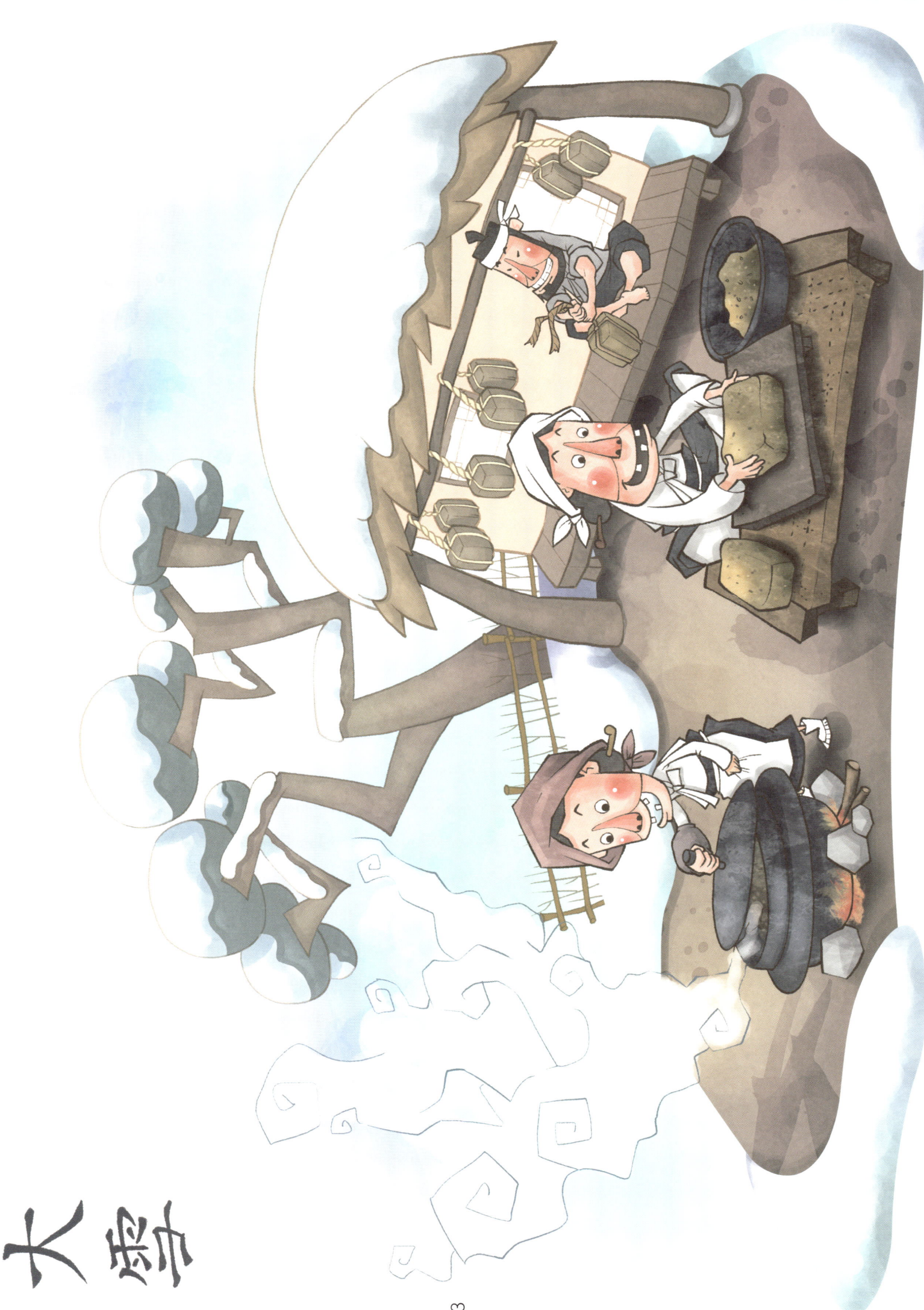

동지[冬至]

24절기 가운데 하나로, 대설(大雪)과 소한(小寒) 사이이다. 음력 11월 중기(中氣)이고 양력 12월 22일경이 절기의 시작일이다. 북반구에서 태양의 남중고도가 가장 낮아서 밤이 가장 긴 날이며, 같은 시간에 남반구에서는 이와 반대인 하지가 된다. 동지를 기점으로 낮의 길이가 길어지므로 종교적으로 혹은 풍속적으로 축제로 삼았다.

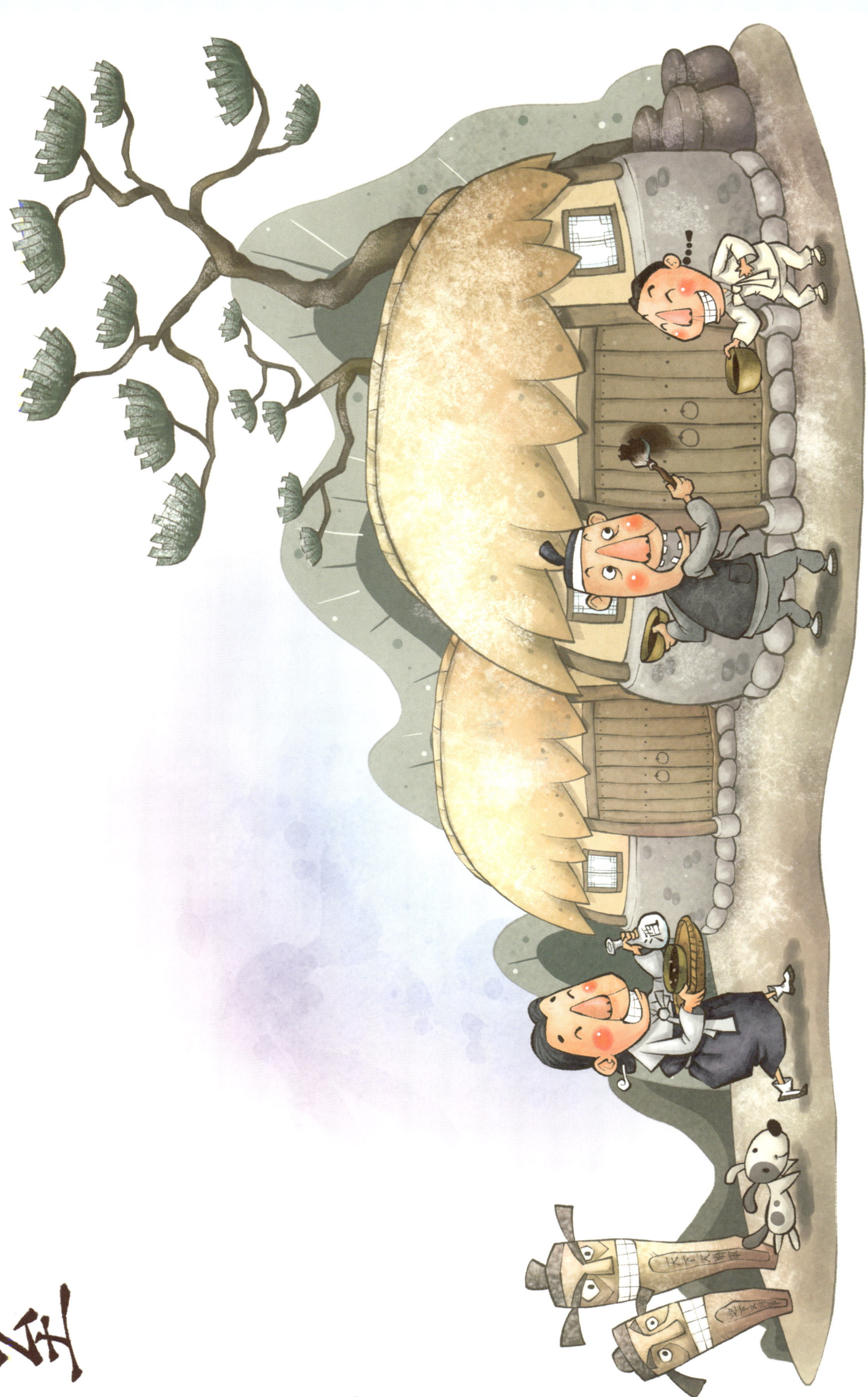

44

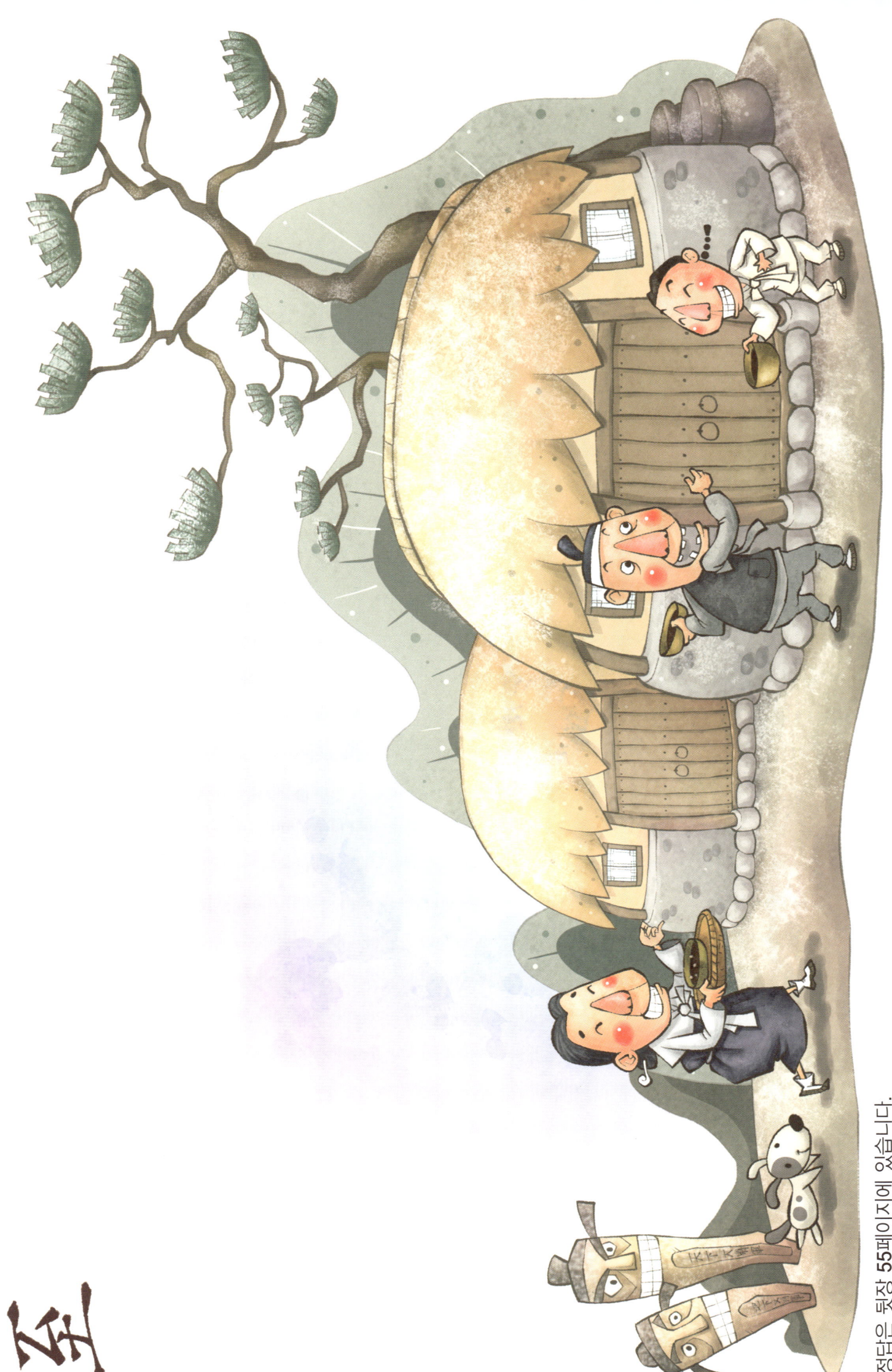

정답은 뒷장 55페이지에 있습니다.

소한[小寒]

동지 후, 대한(大寒) 전의 절기이다. 양력으로는 1월 5일경에서 20일경이며, 음력으로는 12월절(十二月節)이다. 태양은 1월 5일경 황경 약 285°에 위치한다. 절후의 이름으로 보아 대한 때가 가장 추운 것 같으나 한국에서는 1년 중 가장 춥다.

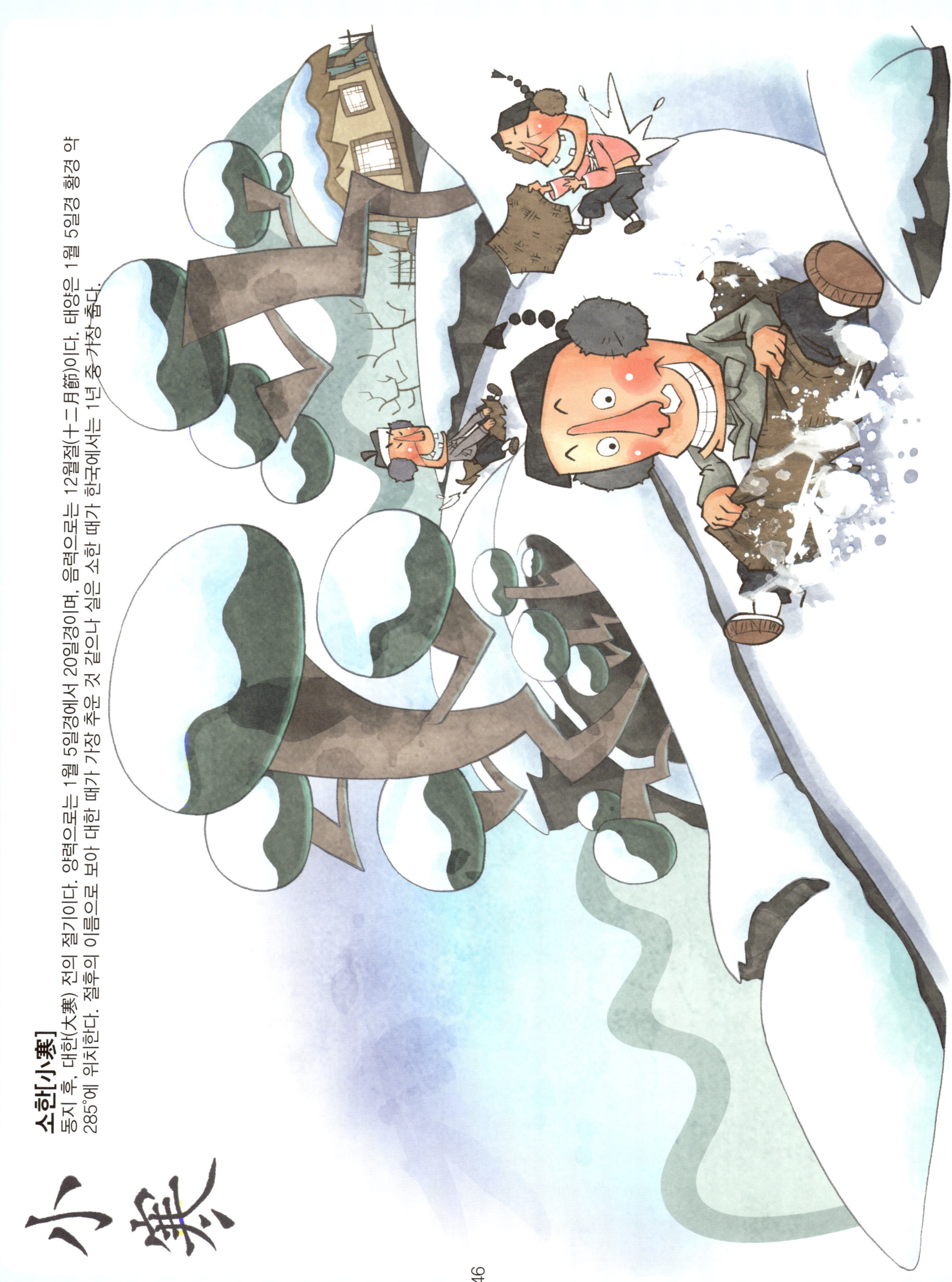

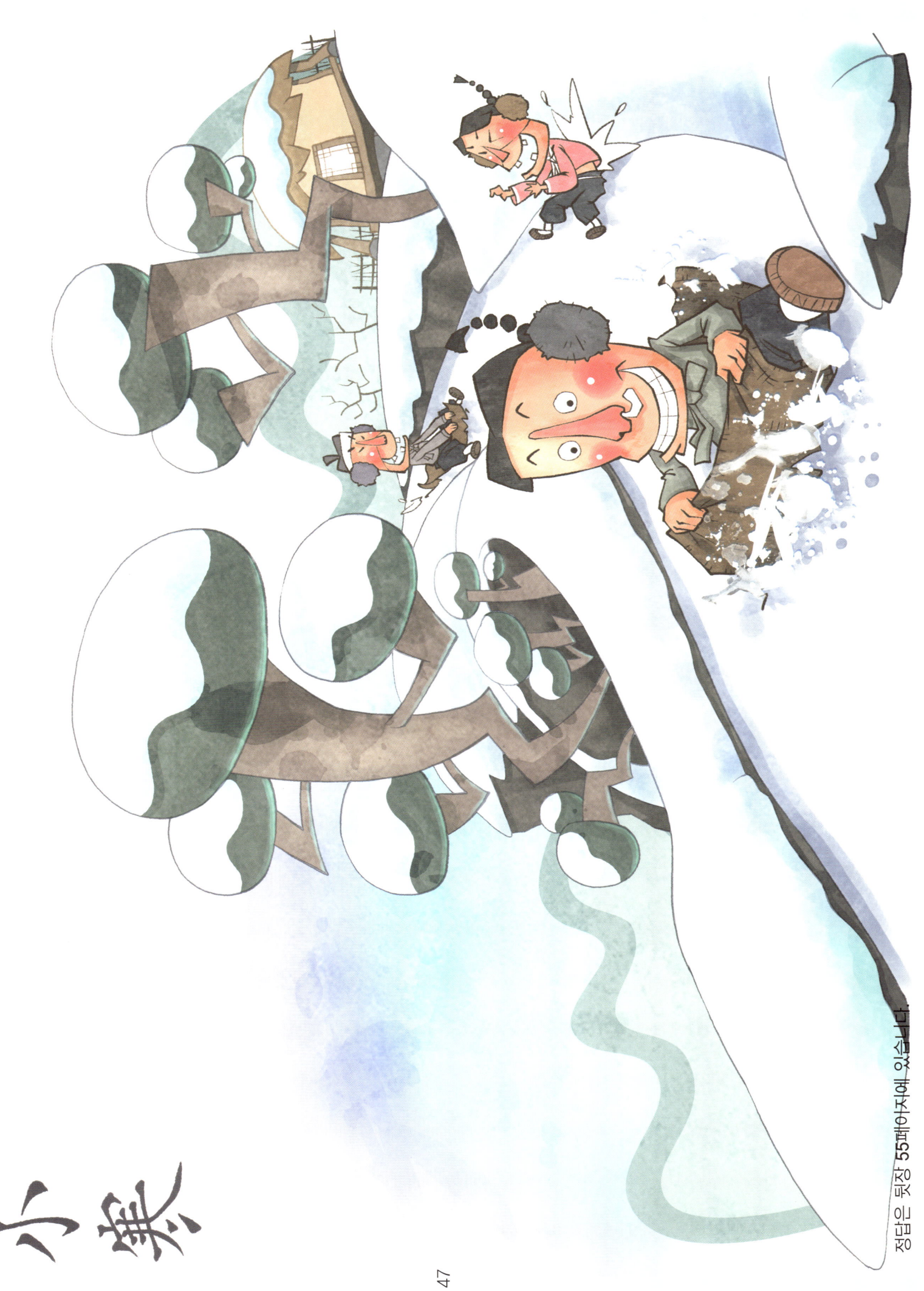

대한 [大寒]

소한(小寒) 15일 후부터 입춘(立春) 전까지의 절기로, 양력으로는 1월 20일경부터 시작된다. 음력으로는 12월 중기(中氣)이다. 태양의 황경은 약 300°가 된다. 대한은 그 말뜻으로 보면, 가장 추운 때를 의미하지만, 한국에서는 1년 중 추운 시기가 1월 15일경이므로 사정이 다소 다르다. 따라서 "대한이 소한 집에 놀러갔다가 얼어죽겠다"거나, "대한에 얼어죽는다"는 이야기가 생겼다.

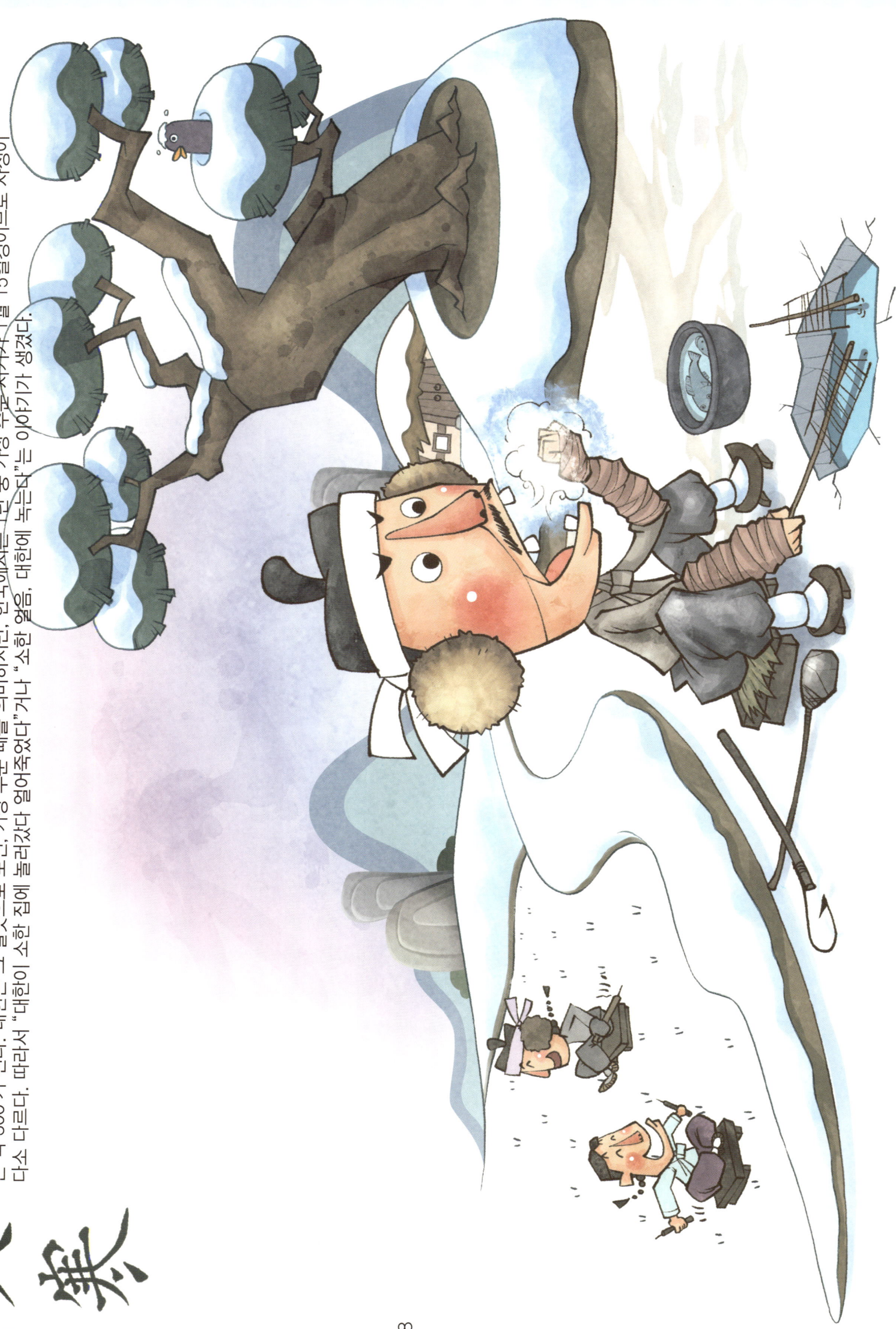

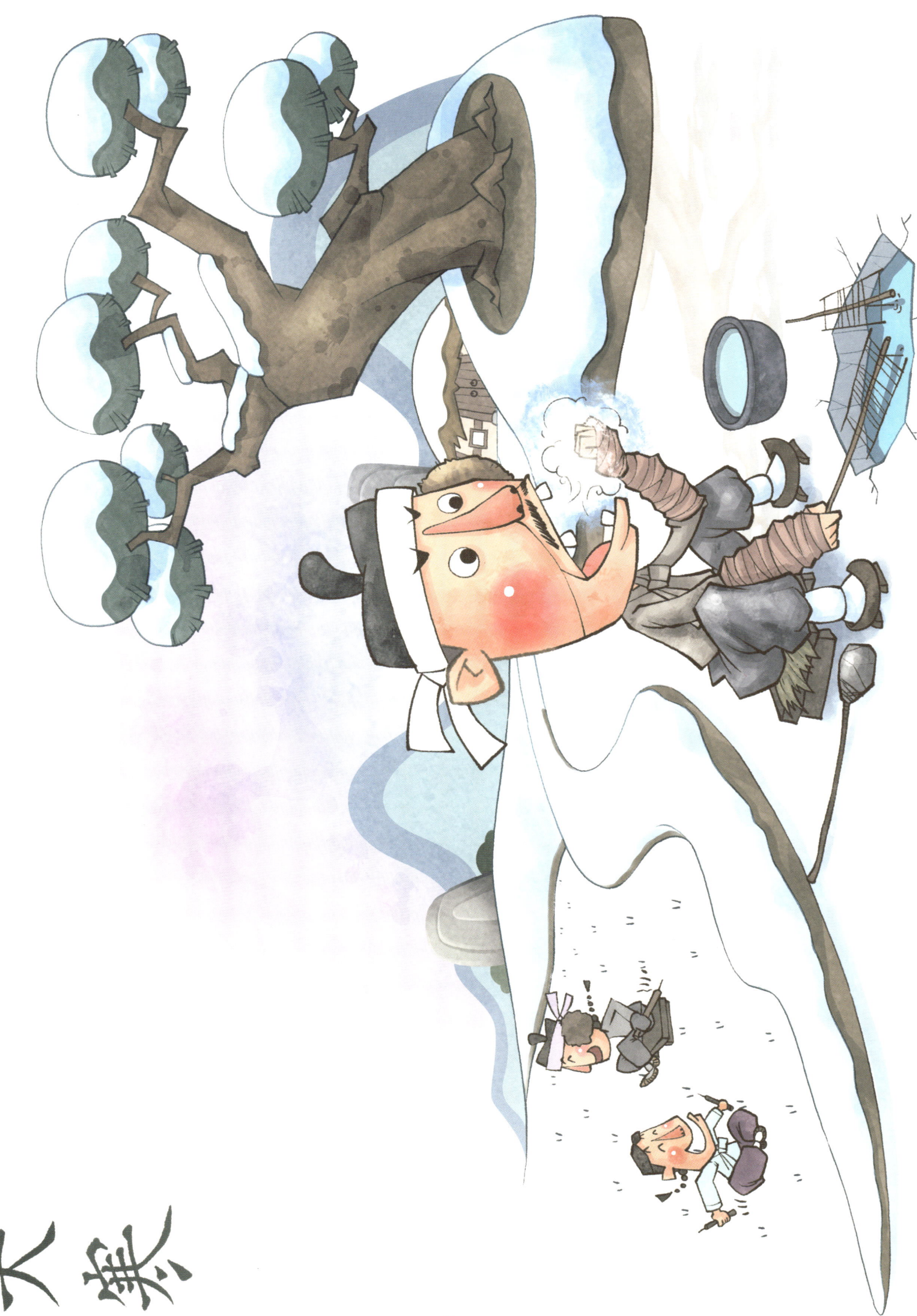

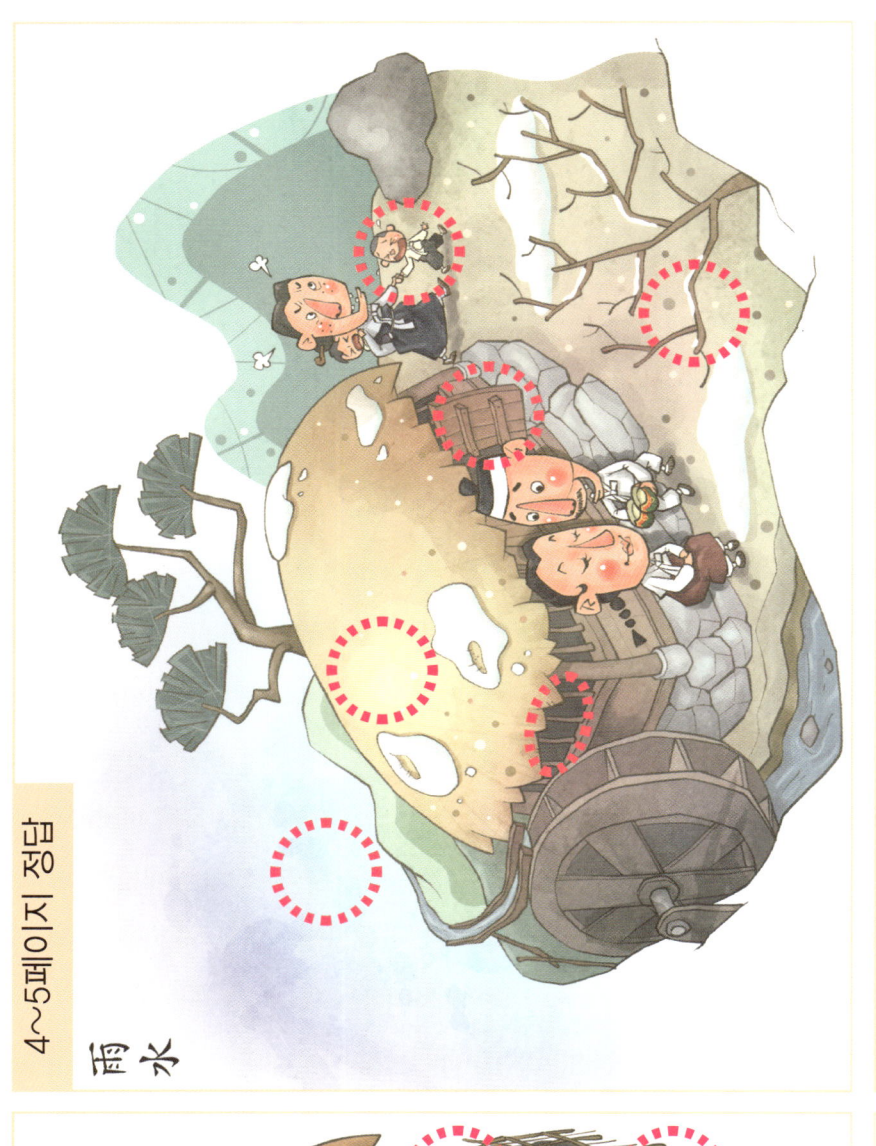
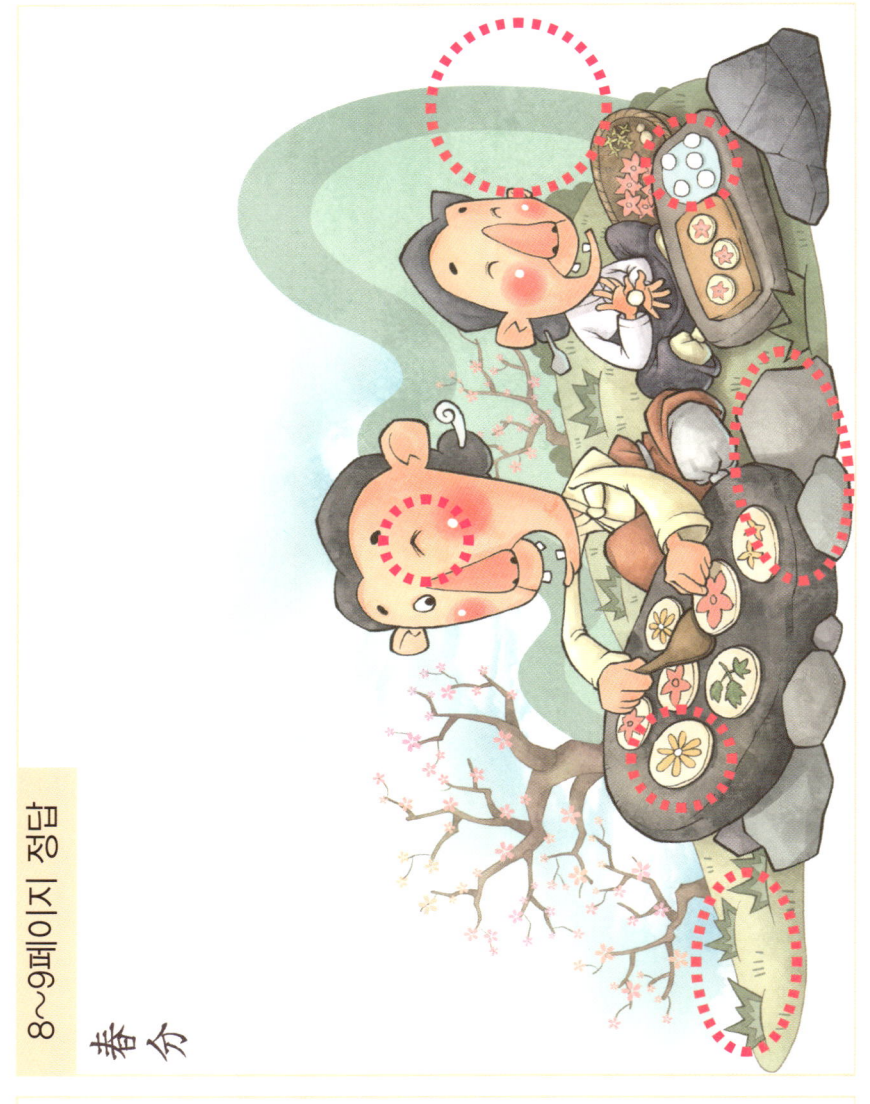
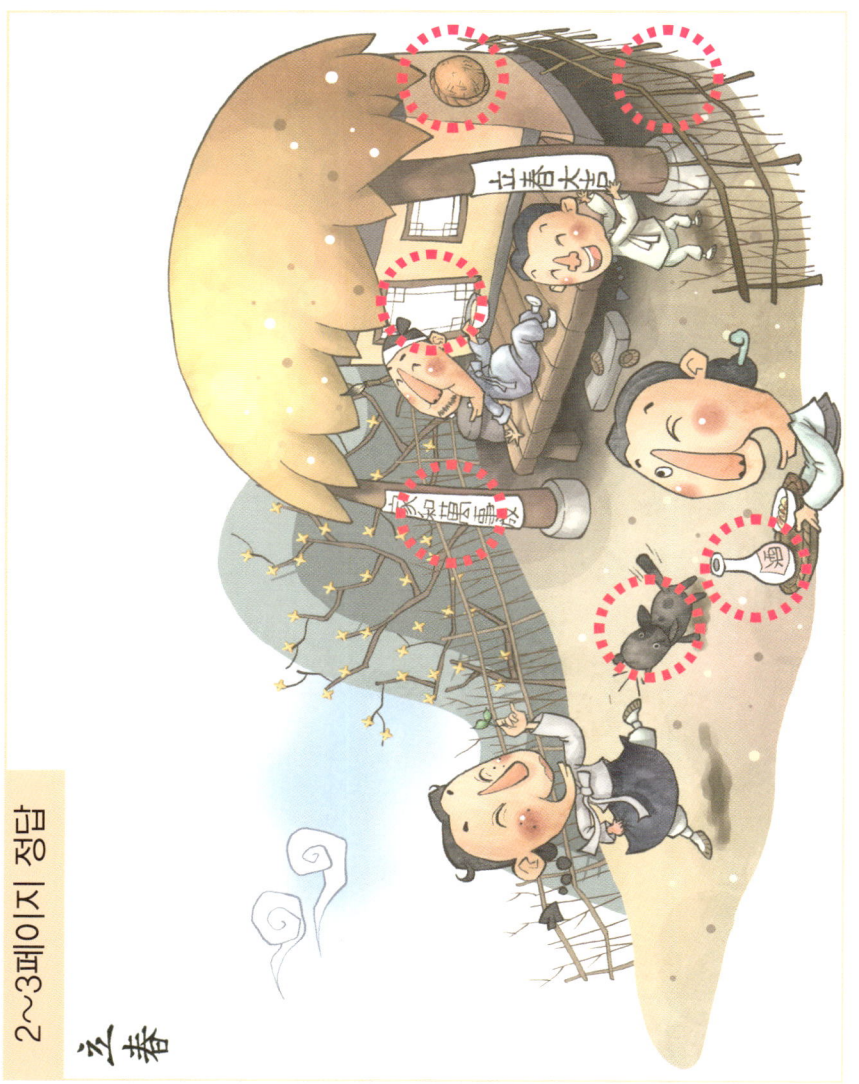
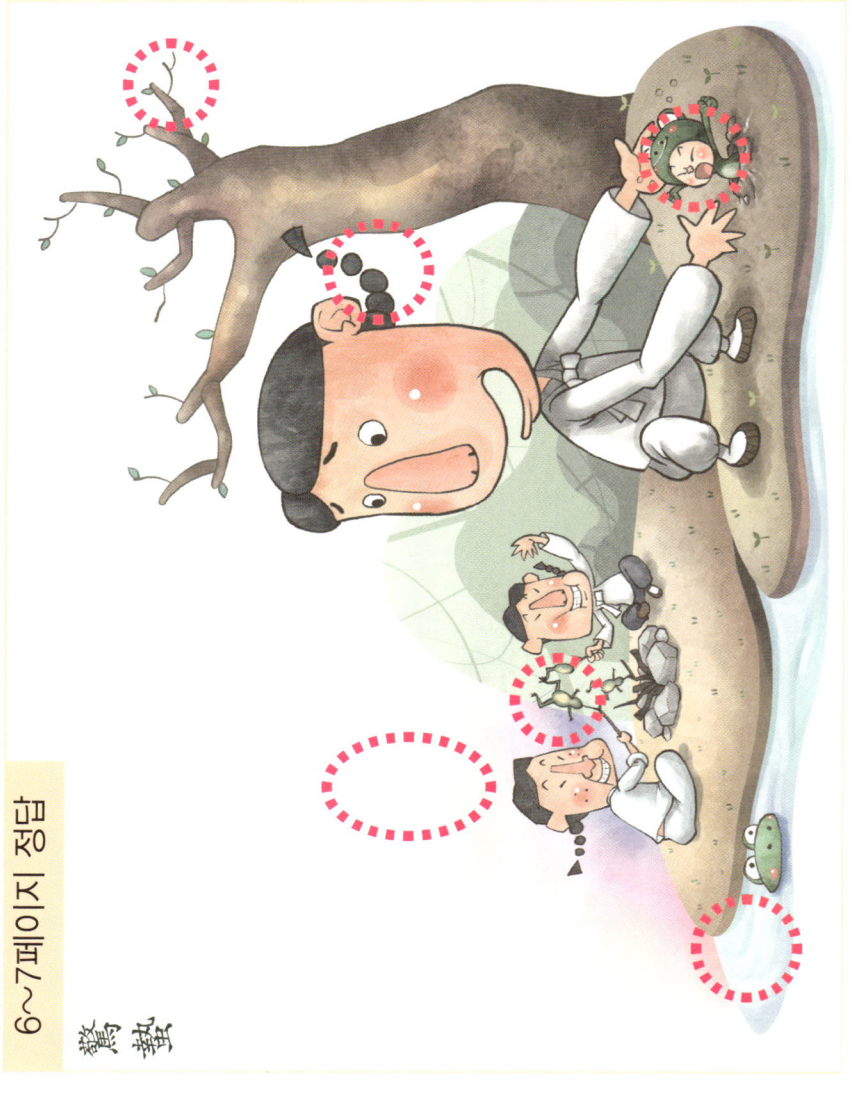

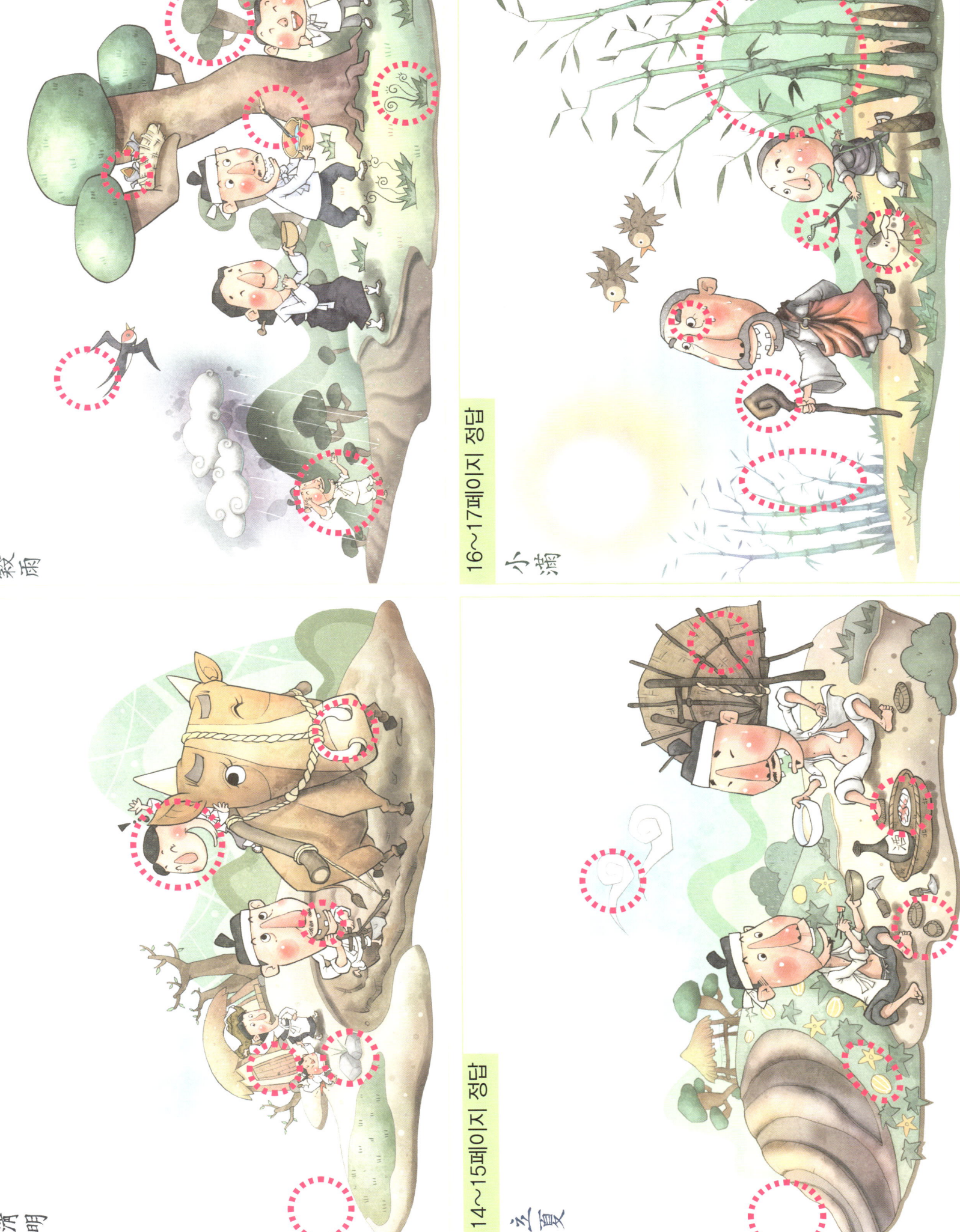

18~19페이지 정답
芒種

20~21페이지 정답
夏至

22~23페이지 정답
小暑

24~25페이지 정답
大暑

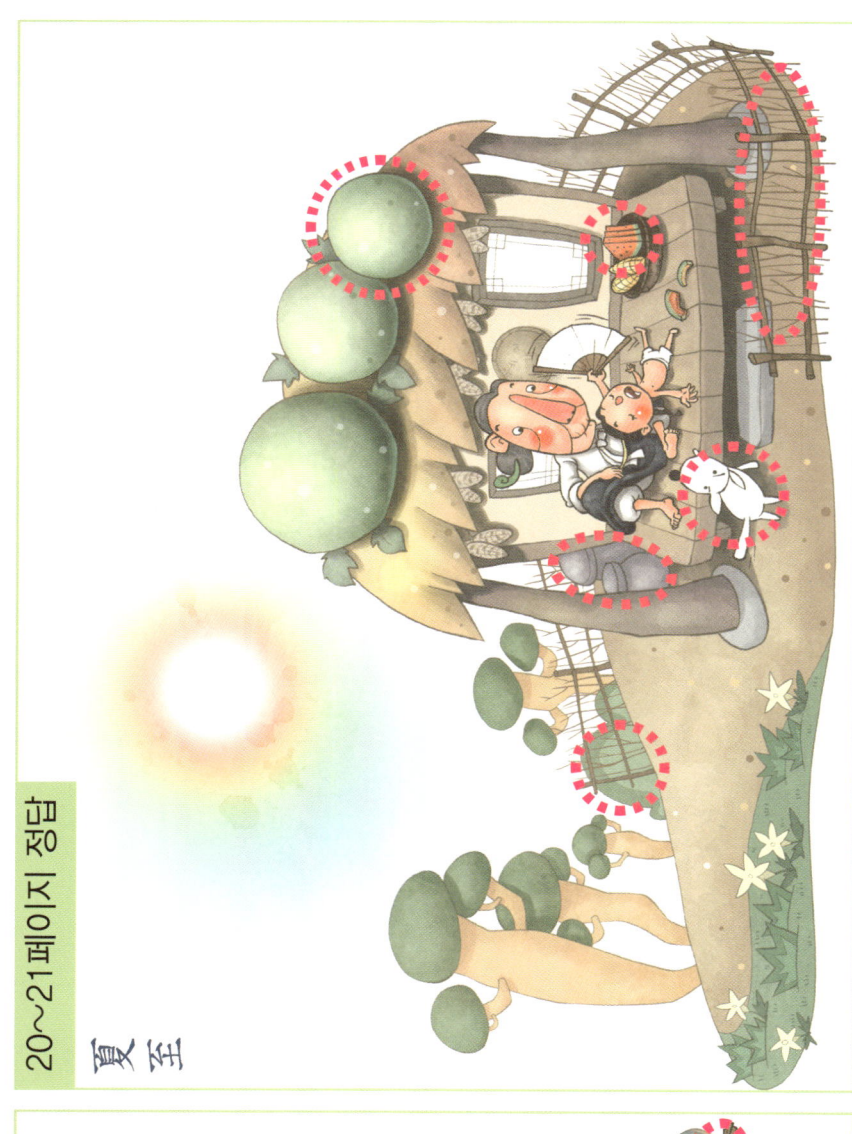
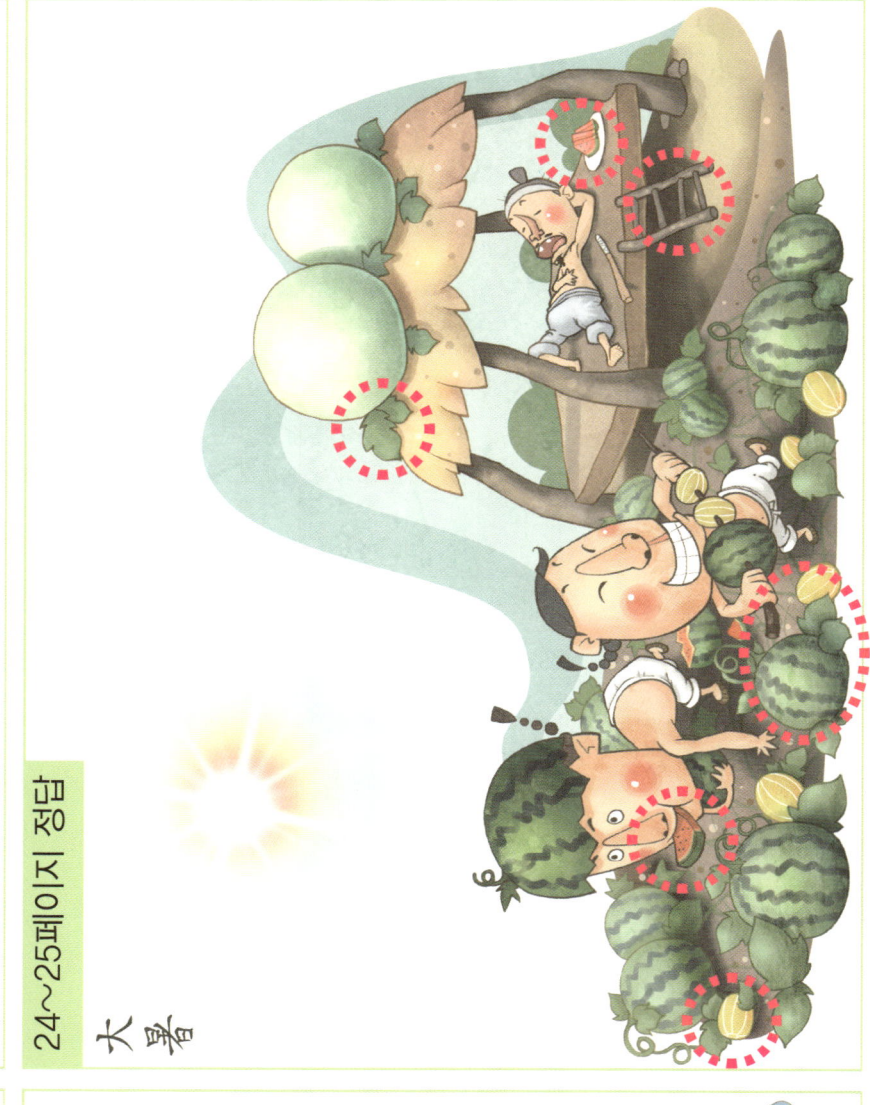
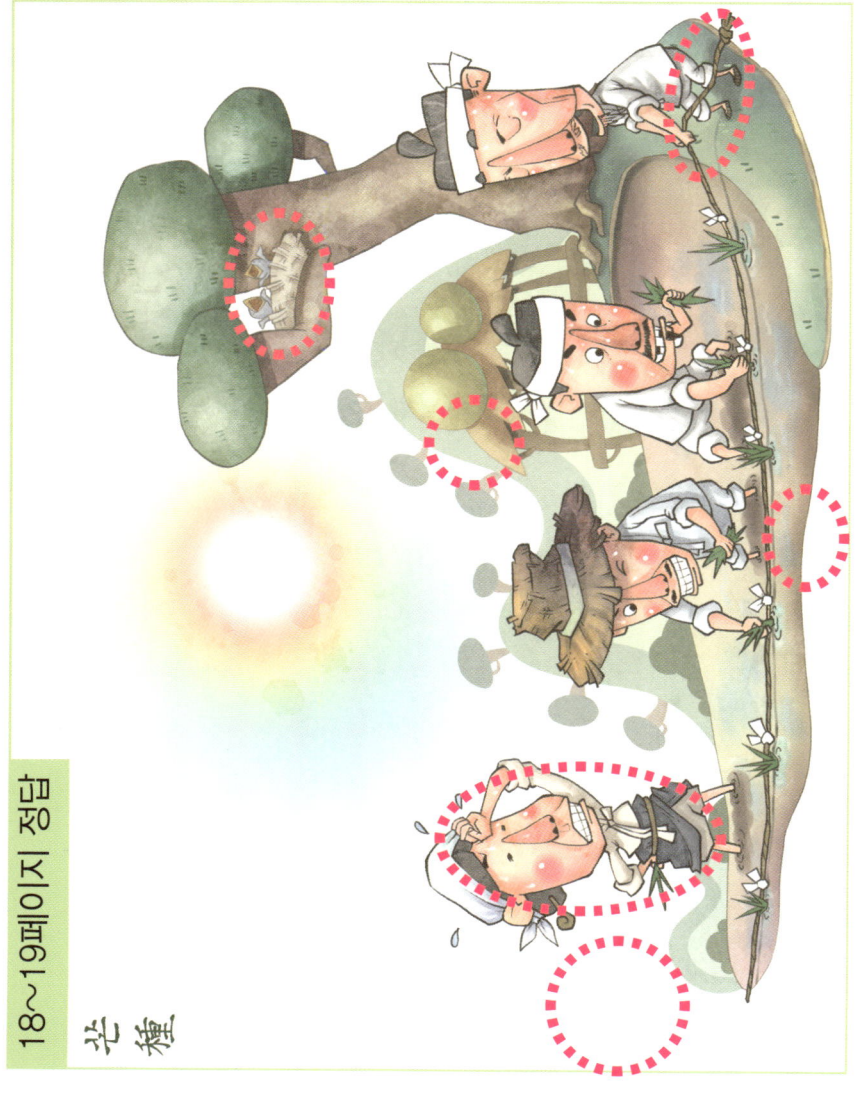
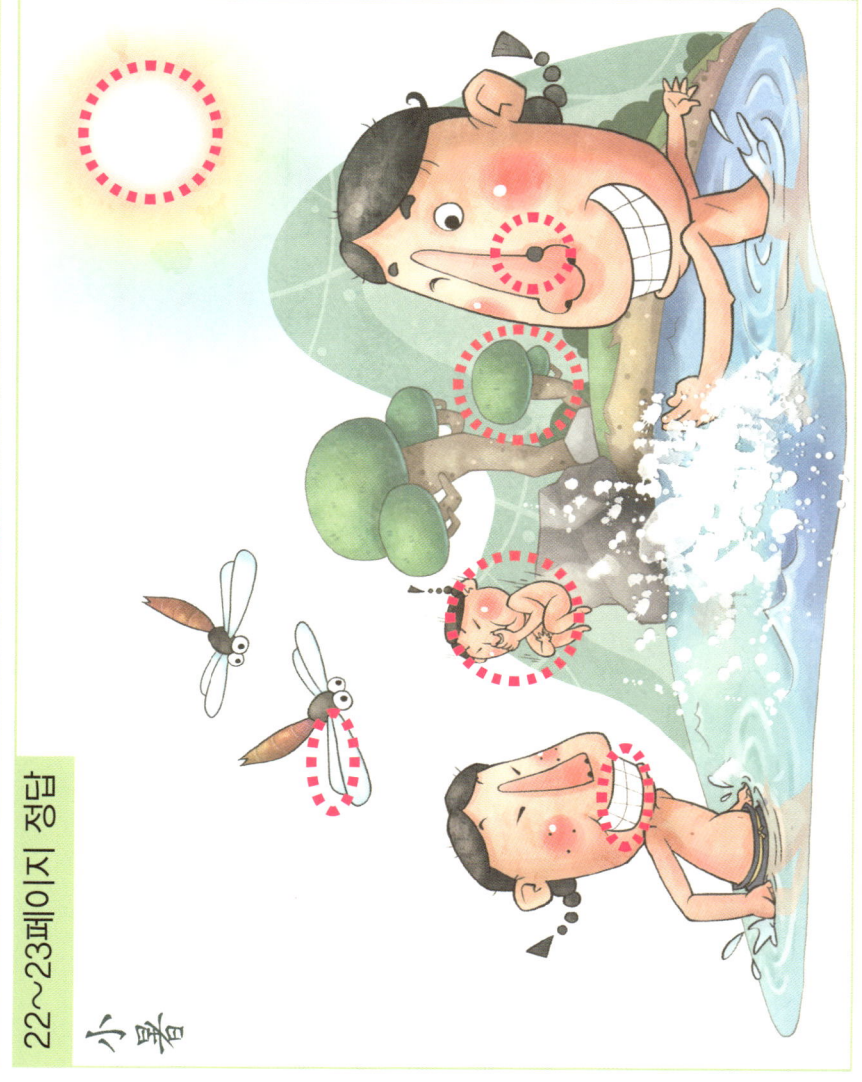

26~27페이지 정답
立秋

28~29페이지 정답
處暑

30~31페이지 정답
白露

32~33페이지 정답
秋分

34~35페이지 정답

寒露

36~37페이지 정답

霜降

38~39페이지 정답

立冬

40~41페이지 정답

小雪

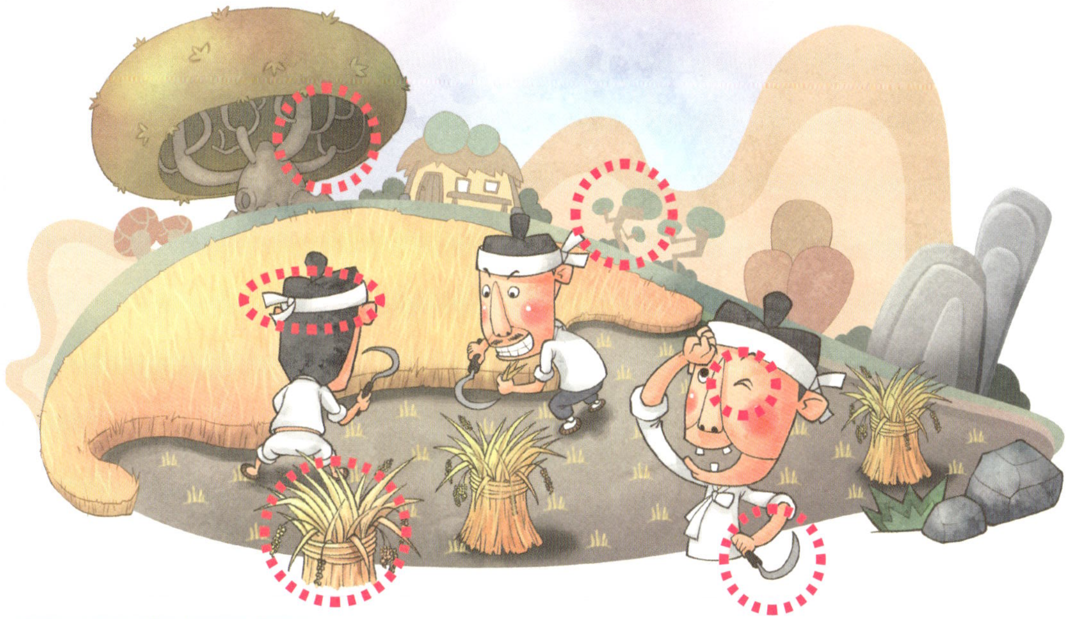

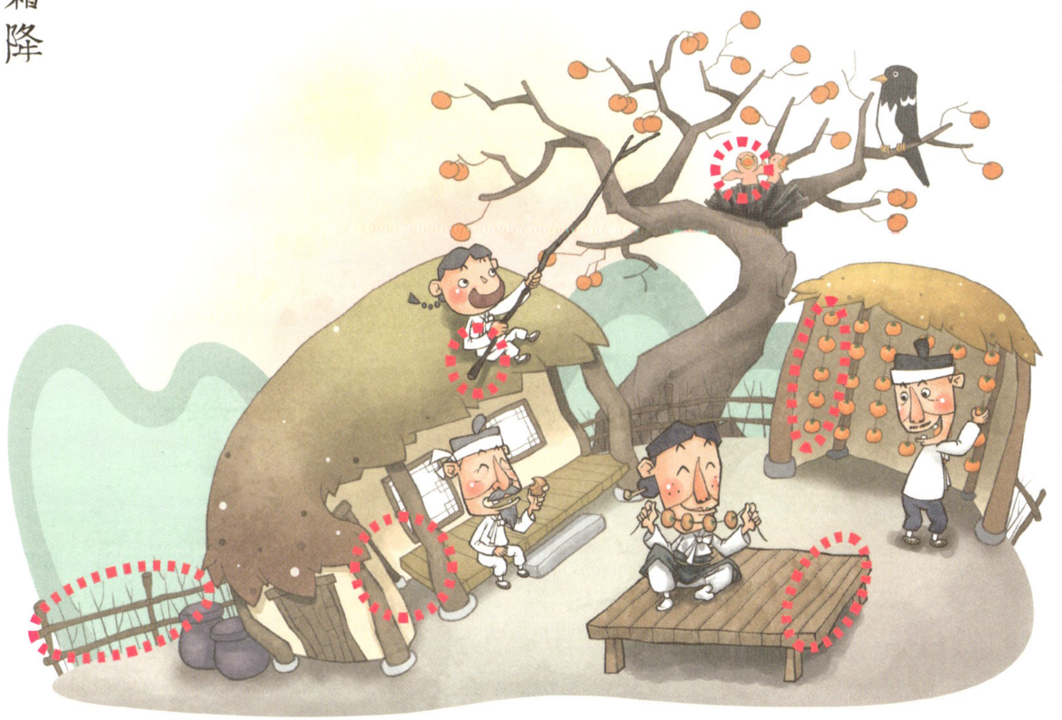

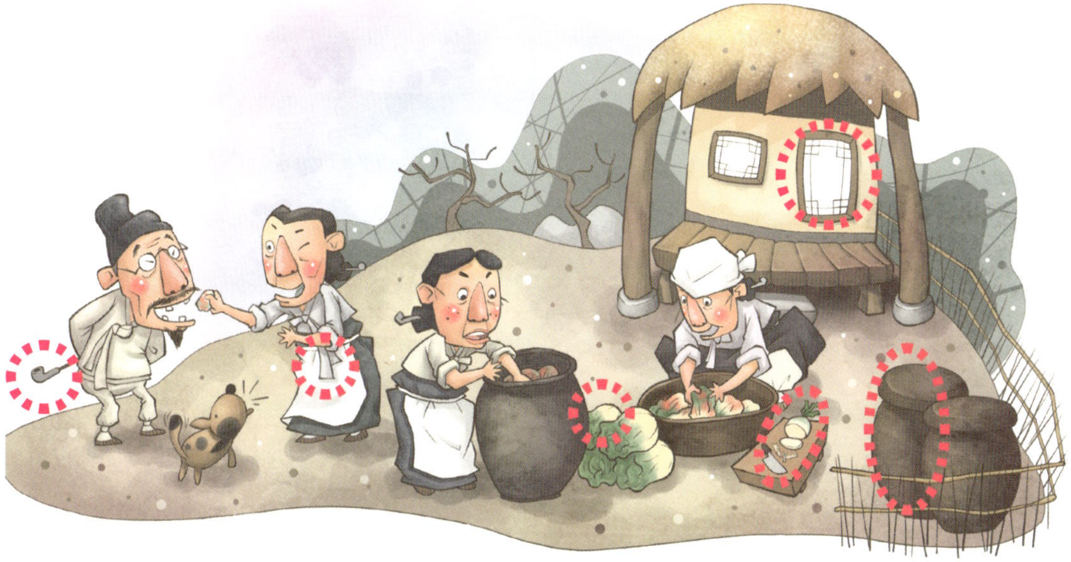

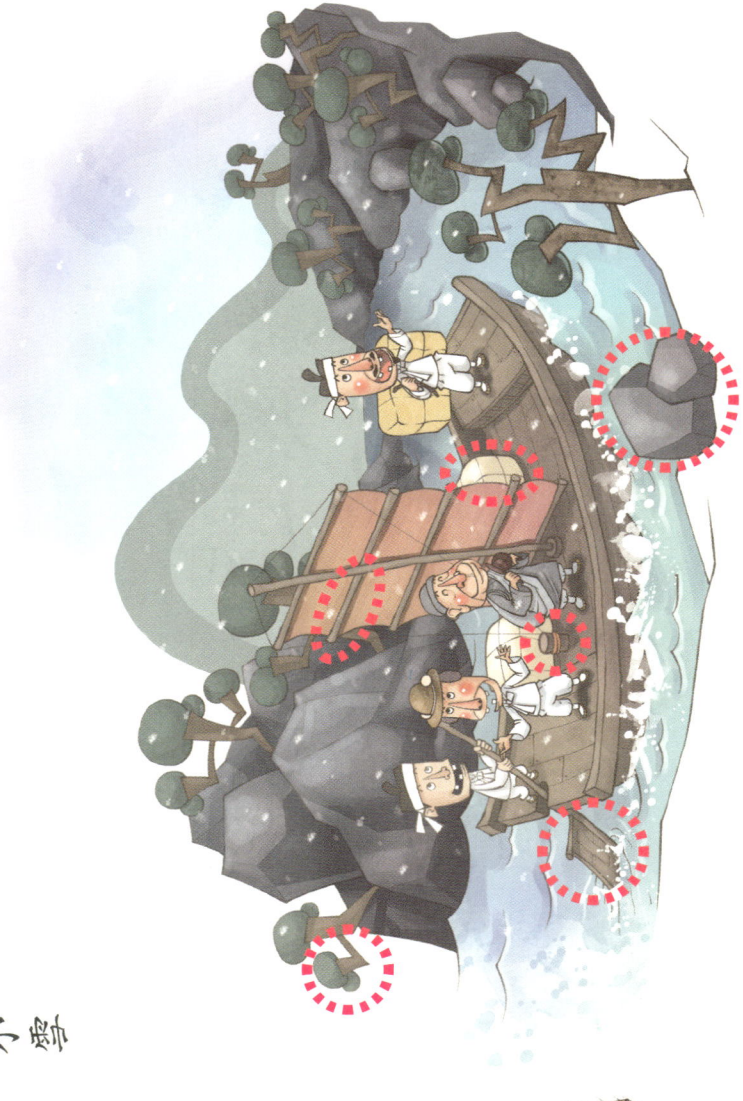

42~43페이지 정답
大雪

44~45페이지 정답
冬至

46~47페이지 정답
小寒

48~49페이지 정답
大寒

두뇌 트레이닝을 위한
어르신들의 틀린그림찾기
치매예방에 좋은 효도선물 : 우리의 24절기

발 행 일 : 초판 1쇄 2021년 12월 27일
　　　　　 12쇄 2024년 08월 19일

펴 낸 이 : 김영진
펴 낸 곳 : 퍼즐북
출판등록 : 2020년 04월 21일
주　　소 : 경기도 파주시 조리읍 등원로 129번길 28
E-mail : kyjaja@naver.com
전　　화 : 031-957-4910

ISBN : 979-11-970529-5-8

이 책은 저작권법에 따라 보호받는 저작물이므로 무단전재와 복제를 금지하며,
이 책 내용의 전부 또는 일부를 이용하려면 반드시 퍼즐북의 서면동의를 받아야 합니다.